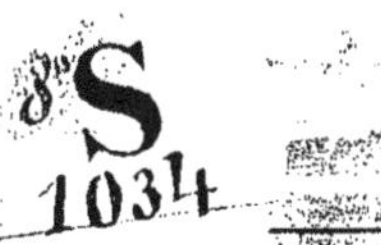

RECHERCHES

POUR SERVIR

A L'HISTOIRE DU BATONNET OPTIQUE

CHEZ LES CRUSTACÉS ET LES VERS

PAR

JOANNES CHATIN

Maître de Conférences à la Faculté des sciences de Paris
Professeur agrégé à l'École supérieure de pharmacie

PARIS
G. MASSON, ÉDITEUR
LIBRAIRE DE L'ACADÉMIE DE MÉDECINE
Boulevard Saint-Germain, en face de l'École de médecine
1877

RECHERCHES

POUR SERVIR

A L'HISTOIRE DU BATONNET OPTIQUE

CHEZ LES CRUSTACÉS ET LES VERS

PAR

JOANNES CHATIN

Maître de Conférences à la Faculté des sciences de Paris
Professeur agrégé à l'École supérieure de pharmacie

PARIS
G. MASSON, ÉDITEUR
LIBRAIRE DE L'ACADÉMIE DE MÉDECINE
Boulevard Saint-Germain, en face de l'École de médecine
1877

RECHERCHES

POUR SERVIR

A L'HISTOIRE DU BATONNET OPTIQUE

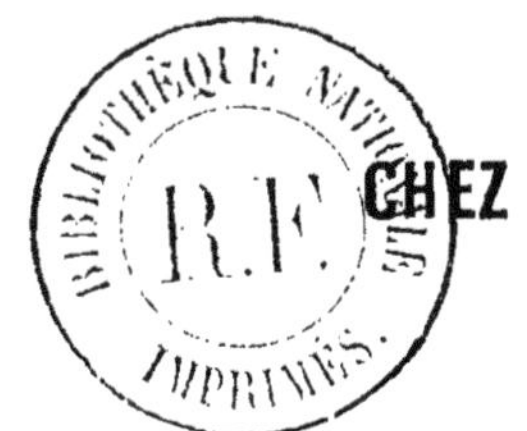

CHEZ LES CRUSTACÉS ET LES VERS

PAR

JOANNES CHATIN

Maître de Conférences à la Faculté des sciences de Paris
Professeur agrégé à l'École supérieure de pharmacie

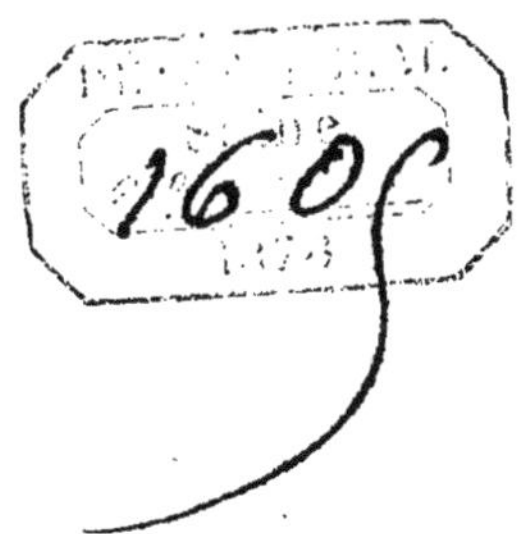

PARIS

G. MASSON, ÉDITEUR

LIBRAIRE DE L'ACADÉMIE DE MÉDECINE

Boulevard Saint-Germain, en face de l'École de médecine

1877

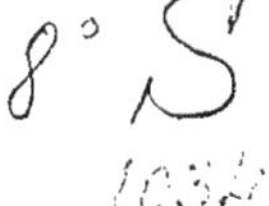

RECHERCHES

POUR SERVIR

A L'HISTOIRE DU BATONNET OPTIQUE

CHEZ LES CRUSTACÉS ET LES VERS

Par M. JOANNES CHATIN.

L'œil « composé » des Arthropodes mérite d'être compté au nombre des organes qui ont été le plus fréquemment étudiés et décrits; aussi chacun en connaît-il la constitution générale. Mais si l'on cherche à compléter ces notions anciennes et insuffisantes, on constate que, de son histoire, les traits principaux ont seuls été convenablement perçus, les détails essentiels semblant avoir presque toujours échappé aux observateurs. La preuve en est dans les difficultés qu'on rencontre quand on tente de définir avec précision quels rapports existent entre les diverses parties de l'appareil, quelle structure leur est propre et quelle valeur réciproque doit leur être attribuée.

Des études antérieures m'ayant montré, à plusieurs reprises, le nombre et l'étendue de ces lacunes, je me suis efforcé de reprendre, à mon tour, l'examen de la question. Dès le début de mes recherches, j'ai pu me convaincre que je tomberais fatalement dans le même écueil que mes devanciers, si je persistais, suivant leur exemple, à vouloir comprendre dans un même travail l'ensemble de l'organe visuel; c'est pourquoi j'ai limité mes observations à certains éléments de l'œil, et principalement à ceux dont il importait de déterminer le plus exactement les caractères histologiques et les relations anatomiques, à ces corps désignés sous les noms de *bâtonnets optiques*, *bâtonnets cristallins*, etc.

Plusieurs auteurs ont successivement examiné et décrit ces bâtonnets; mais la fin qu'ils proposaient à leurs recherches, bien souvent destinées à défendre ou à appuyer des théories personnelles, les conditions dans lesquelles ils se plaçaient, la méthode qu'ils adoptaient, expliquent aisément les erreurs et les omissions qui se remarquent dans leurs mémoires : cherchant à y présenter l'histoire complète des milieux et des éléments de l'œil, ils ont cru pouvoir se borner à les étudier presque uniquement dans les Insectes, rarement chez les Crustacés, toujours sur des types élevés dans la série. Aujourd'hui chacun peut apprécier le danger d'un semblable procédé; la supériorité organique retentit à la fois sur l'ensemble de l'appareil et sur chacune de ses parties, perfectionnant de mieux en mieux leur structure propre, mais en masquant fréquemment les détails essentiels par les modifications mêmes sans lesquelles elle ne saurait se manifester. De là des obstacles incessants, des causes perpétuelles d'erreurs. Je ne pouvais espérer les éviter complétement; mais j'ai pensé les atténuer dans une certaine mesure en examinant les bâtonnets chez les Crustacés, trop négligés à ce point de vue, et en y variant les sujets d'étude, de telle sorte qu'à la suite de formes réellement élevées, vinssent se placer des espèces inférieures et possédant des éléments d'autant plus faciles à étudier qu'ils étaient plus simplifiés, que cette simplification fût produite par une dégradation générale ou qu'elle fût liée aux effets du parasitisme ou du commensalisme.

Tel a été le plan général de ces recherches, que j'ai poursuivies d'abord dans le laboratoire d'anatomie zoologique de l'École des hautes études, sous la savante direction de mes éminents maîtres, MM. H. et A. Milne Edwards, mais que j'ai dû bientôt continuer, en raison même de leur nature, sur les bords de la mer. J'ai principalement étudié dans ce but les espèces méditerranéennes, soit à Marseille, où, grâce au précieux et bienveillant concours de M. le professeur Marion, je pus examiner un grand nombre d'entre elles, soit dans différentes stations réparties entre Marseille et San-Remo (Italie). Des observations consacrées aux animaux de la Manche et de l'Océan, aux espèces d'eau douce, etc., sont venues prendre leur place naturelle auprès des précédentes.

C'est avec cette méthode et ces ressources que j'ai successivement examiné les caractères généraux et spéciaux du bâtonnet dans les divers ordres de la classe des Crustacés (1). Certains d'entre eux, et des moins élevés en organisation, m'ayant présenté des formes tellement simples, qu'elles semblaient tendre vers une dégradation absolue, j'ai été conduit à rechercher leurs analogues chez des animaux plus inférieurs. Le groupe voisin des Vers, si varié dans ses types, semblait devoir se prêter merveilleusement à de semblables comparaisons, et c'est ainsi que je me suis trouvé entraîné vers une nouvelle série d'études, moins étendue d'ailleurs que la première, dont elle n'a guère été que le complément et la confirmation.

PREMIÈRE PARTIE.

CRUSTACÉS.

CHAPITRE PREMIER.

INTRODUCTION. — HISTORIQUE.

C'est à Swammerdam que l'on doit la première indication de ces éléments sur lesquels de si nombreuses recherches devaient se multiplier, élucidant péniblement et peu à peu les différents points qui se rattachent à leur histoire anatomique ou physiologique. Swammerdam entrevoit les bâtonnets optiques dans le Pagure (2); c'est seulement chez l'Abeille (3) qu'il les décrit avec quelques détails.

Lyonet fait connaître ces mêmes parties chez le Papillon du *Cossus* (4); mais ce sont encore là de simples indications trop

(1) Afin d'éviter les répétitions et les détails inutiles, je me suis borné à la description des espèces les plus importantes et n'ai pas donné place, dans ce mémoire, aux formes d'un intérêt secondaire ou d'une différenciation négligeable.

(2) Swammerdam, in *Coll. Acad.*, t. I, p. 130.

(3) Id., *Biblia Naturæ*, pl. XX, etc.

(4) Lyonet, *Traité anatomique de la Chenille qui ronge le bois du Saule.*

sommaires pour être considérées comme des descriptions suffisantes; et malheureusement, durant une longue, trop longue période, les recherches se continuent de la sorte, plus remarquables par leur nombre que par leurs résultats (1), limitées aux notions générales qui leur sont imposées par l'état de la science contemporaine et poursuivies presque exclusivement sur l'unique classe des Insectes, alors que les autres groupes de la série des Arthropodes, les Crustacés par exemple, fourniraient la matière d'études non moins faciles et certainement plus fructueuses.

Avec le XIXe siècle commence une suite de travaux dont le nombre et la précision augmenteront rapidement. Il convient de rappeler d'abord les recherches de Marcel de Serres (2),

(1) Je ne saurais donner ici l'analyse, d'ailleurs peu importante au point de vue scientifique, des divers travaux qui ont été consacrés à ces questions durant le XVIIe et le XVIIIe siècle ; je me borne à mentionner les suivants :

Hodierna, *Dell'ochio della Mosca*. Panormi, 1644. — *Nouvelle découverte des yeux de la Mouche et des autres Insectes volants* (*Mémoires de l'Académie des sciences de Paris*, 1666-99).

King, *Letter concerning Crabs eyes* (*Philosophical Transactions*, 1700).

De Perget, *Observations sur la structure des yeux des Papillons*. Lyon, 1704.

Lamy, *Observations sur la structure des yeux de divers Insectes et sur la trompe des Papillons*. Lyon, 1706.

De Perget, *Observations sur les yeux de divers Insectes*. Lyon, 1706.

Oliger, *De oculis Insectorum* (diss.). Hafniæ, 1708.

Jacobæus, *De oculis Insectorum* (diss.). Hafniæ, 1708.

Bidloo, *De oculis et visu variorum Animalium observationes*, 1715.

Langhanns, *Einige Anmerkgm. über das Fliegenauge*. Landshut, 1736.

Schæffer, *Naturgeschichte des Krebsartigen Kiefenfusses*. Ratisbonne, 1756.

Heydenhan, *Sind die Augen der Insekten Polyedra*, 1771.

Tiede, *Ueber die Augen der Raupen* (*Neueste mannichfaltigk. Jahr.*, 1778).

Bensdorff, *Dissertatio : Organa Insectorum sensoria generatim, oculorumque fabricam et differentias specialim exponens*, 1789.

André, *A microscopical Description of the Eyes of the* Monoculus Polyphemus (*Philosophical Transactions*, 1782, t. LXXII, p. 440).

Schelver, *Versuch einer Naturgesch. der Sinneswertzeuge bei den Insekten und Wurmern*, 1798, p. 66.

(2) Marcel de Serres, *Sur la structure des yeux des Insectes*. Montpellier, 1813. — Idem, *Memoir upon the compound and smooth or simple Eyes of Insects, and on the manner in which these two species of eyes occur in vision* (*Philosophical Magazine*, 1814). — Idem, *Ueber die Augen der Insekten*. Berlin, 1826.

dans lesquelles, auprès de faits parfaitement observés, tels que ceux relatifs à la localisation de la matière pigmentaire, on rencontre des erreurs regrettables, cet auteur s'étant complétement mépris sur la valeur du cône réfringent, ainsi que j'aurai l'occasion de le rappeler bientôt.

Après quelques mémoires peu importants de Steifensand (1), Ewing (2), etc., paraissent les observations de Müller, qui méritent une attention spéciale, car elles fixent la science sur plusieurs points et marquent une véritable époque dans l'histoire du sujet qui m'occupe (3). Évidemment on peut déplorer certaines tendances trop exclusives, qui semblent dominer les déductions de Müller et auront la plus fâcheuse influence sur divers travaux postérieurs; mais on doit louer sans réserve la méthode dont il fait usage, les justes affirmations qu'il oppose aux idées de Marcel de Serres. Suivant ce dernier, les filaments du nerf optique se seraient prolongés directement et sans nulle modification sensible jusqu'à la cornée. Müller rappelle les notions acquises dès les travaux de Swammerdam, de Leuwenhoeck, d'André, de Cavolini et de Schilver; il y ajoute les résultats de ses propres observations, et décrit avec une suffisante exactitude les « cônes transparents du corps vitré », qui, dit-il, appartiennent aux yeux composés de tous les Insectes et de tous les Crustacés. Pour ce qui concerne les relations générales que présentent entre elles les diverses parties de l'appareil visuel, il est également bien supérieur à ses devanciers.

Les travaux publiés immédiatement après ceux de J. Müller ne font, pour ainsi dire, que les refléter ou les étendre dans des

(1) A. Steifensand, *De evolutione visus organi in inferioribus Animalium classibus* (diss.). Bonn, 1825.

(2) Ewing, *On the Structure of the Eyes of Insects* (*Edinb. Journ. of. Science*, 1826, t. V). — Voy. aussi Germar, *Mebenaugen bei Kafern*, 1821.

(3) J. Müller, *Zur vergleichenden Physiologie des Gesichtsinnes*. Leipzig, 1826. — Idem, *Sur les yeux et la vision des Insectes, des Arachnides et des Crustacés* (*Annales des sciences naturelles*, 1re série, 1829, t. XVIII et XIX).

Les résultats de Müller furent contestés, avec plus de vivacité que de succès, par Straus-Durckheim (Lettre adressée aux rédacteurs des *Annales des sciences naturelles*, 1829, t. XIX, p. 463).

limites fort restreintes; aussi crois-je pouvoir me borner à mentionner ceux de Dugès (1), Klug (2), Parsons (3) et Wagner (4).

Jusqu'à ce moment la plus grande partie des faits observés se rapportaient aux Insectes, et, comme j'aurai l'occasion de le montrer en diverses occasions, l'étude exclusive de ces animaux ne saurait donner une idée exacte de la constitution du bâtonnet dans l'ensemble de la série des Arthropodes; l'étude des Crustacés est complétement indispensable, et, s'il était nécessaire d'en fournir la preuve, nous la trouverions dans les progrès que les recherches de M. Milne Edwards impriment à la question (5) : l'époque des tâtonnements incertains, des comparaisons hâtives, des généralisations dangereuses, paraît absolument close, et nous rencontrons, enfin, un ensemble de descriptions méthodiquement poursuivies dans leurs détails et rigoureusement discutées dans leurs conclusions. Les cônes, les renflements lenticulaires, sont enfin distingués des cornéules des yeux à facettes, car on rencontre « des exemples de l'existence simultanée de cornéules et de renflements lenticulaires bien distincts (6) ». Les rapports des filaments nerveux et des gaînes pigmentaires sont analysés; les yeux simples et composés, minutieusement comparés dans ces pages où l'on chercherait en vain la trace de cette funeste assimilation entre l'œil des Vertébrés et des Invertébrés

(1) Dugès, *Observations sur la structure de l'œil composé des Insectes* (*Annales des sciences naturelles*, ZOOLOGIE, 1re série, 1830, t. XX).

(2) Klug, *Ueber das Verhalten der einfachen Stirn und Scheitel-Augen bei den Insekten mit zusammengesetzten Seiten-Augen* (*Berlin. Akad.*, 1831).

(3) Parsons, *An Account of the discoveries of Muller and others in the Organs of Vision of Insects and the Crustacea* (*Mag. Nat. Hist.*, 1831, t. IV).

(4) Wagner, *Einige Bemerkungen über den Bau der zusammengesetzten Augen der Insecten* (*Wiegmann's Archiv*, 1835).

(5) H. Milne Edwards, *Histoire naturelle des Crustacés*, 1834, t. I.

(6) H. Milne Edwards, *loc. cit.*, p. 120.

Parmi les travaux publiés postérieurement, il convient de mentionner le traité de Th. Nunneley : *On the Organs of Vision; their Anatomy and Physiology*. London, 1858. — En dépit du plan, évidemment trop vaste, que l'auteur a cru devoir adopter, on y trouvera de nombreux détails relatifs à l'anatomie comparée de l'œil : les pages consacrées à l'étude des espèces fossiles ne sont pas les moins intéressantes.

qui sera défendue trop longtemps encore, pas plus qu'on n'y trouverait le moindre écho de cette discussion entre le « corps vitré » et le « cristallin », discussion enfantée par la théorie même à laquelle je viens de faire allusion et qui divisera bien souvent les anatomistes et les zoologistes.

Peu d'années après, paraissent les études de Brants (1). Examinant l'œil de la Mygale, cet auteur décrit le « globe oculaire » comme rempli d'une matière noire, laquelle « n'est ni une pulpe » ni un amas de pigmentum, mais une masse musculaire qui » remplit presque en entier l'œil composé » (2). Cette appréciation mérite d'être notée, car elle pourrait être revendiquée comme un des premiers indices de cette musculature propre des bâtonnets que nous retrouverons bientôt, généralisée et défendue par d'éminents observateurs de l'École allemande.

Comparant l'œil du Scorpion à celui de la Mygale, Brants remarque que cette même matière noire pénètre plus profondément chez cette dernière espèce, et qu'« elle n'est point composée de » tubes courts et épais, mais consiste en tubes plus minces, » blancs (filets nerveux), qui sont réunis par des vaisseaux noirs » ou pigmentum ; chacun de ces filets... se joint à un des filets » du nerf optique (3)... » Brants fait ici une évidente confusion, puisque, après avoir refusé précédemment à la « matière noire » tout caractère pigmentaire, il la représente maintenant comme formée surtout de pigmentum. A part ces contradictions, le mémoire de Brants offre un réel intérêt ; car certains points (relations du bâtonnet avec le nerf optique, etc.) y sont convenablement traités, et si l'auteur conclut trop rapidement de l'organisation des Arachnides à celle des Insectes et autres Arthropodes, du moins nous montre-t-il fidèlement l'état actuel de la science sur les questions dont il s'occupe.

(1) Brants, *Sur les yeux simples des Animaux articulés* (*Tijdschrift voor Nat. Gesch. en Physiol.*, t. V, p. 1, 2). — Idem, *Bulletin des sciences physiques et naturelles en Néerlande*, 1837. — Idem, *Annales des sciences naturelles*, 2e série, ZOOLOGIE, 1838, t. IX, p. 308). — Voy. aussi *Beitrag zur Kenntniss der einfachen Augen der gegliederten Thiere* (*Isis*, 1840).

(2) Brants, *loc. cit.*, p. 311.

(3) Idem.

Durant les vingt années suivantes, plusieurs mémoires leur sont également consacrés (1); des traités généraux se succèdent, qui témoignent des progrès accomplis (2), mais ceux-ci s'accusent assez lentement pour que je croie pouvoir arriver tout de suite aux recherches de Claparède.

Cet observateur fait entrer dans une phase nouvelle l'histoire des corps bacillaires. Jusqu'ici on s'est borné à les examiner confondus avec les autres éléments de l'œil chez l'animal parfait. Claparède, appréciant fort justement les erreurs et les lacunes inséparables d'une pareille méthode, s'efforce d'entreprendre une étude non plus simplement anatomique, mais

(1) Will, *Beitrage zur Anatomie der zusammengesetzten Augen mit facettirten Hornhaut*. Leipzig, 1840.

Ashton, *Notice of some peculiarities observable in the Cornea of the Eyes of certain Insects* (*Transactions of the Entomological Society*, 1840, t. II).

Schilling, *Ueber die Anwendung des zusammengesetzten Mikroskops bei Untersuchungen vorzüglich der Augen der Insecten*, 1842.

Will, *Ueber einen eigenthumlichen (Bewungs?) Apparat in der facettirten Insectenaugen* (*Wiegmann's Archiv*, 1843).

Dujardin, *Sur les yeux des Insectes* (*Comptes rendus de l'Académie des sciences*, 1847, t. XV, p. 701).

Pappenheim, *Remarques sur le mémoire précédent* (*Comptes rendus de l'Académie des sciences*, 1847, t. XV, p. 809).

Dujardin et Pappenheim, *Ueber die Stemmata oder einfachen Augen der Gleiderthieren* (*Froriep's Not.*, 1847, t. III).

Gorham, *Remarks on the Cornea of the Eye in Insects* (*Quart. Journ. Microsc. Society*, 1853, t. I).

Zenker, *Monographie der Ostracoden* (*Archiv für Naturgesch.*, 1854, p. 1). — *Ueber die Cyclopiden des Sussen Wassers* (*ibid*, p. 88), etc.

Brants, *Over het buld dat zich in het zamengestelde oog der gelide Durn vormt*. Amsterdam, 1855.

Friedlander, *De Animalium evertebratorum oculis* (diss.). Berol., 1855.

Gegenbaur, *Zur Kenntniss der Krystallstabchen im Krustenstherauge* (*Müller's Archiv*, 1858).

Wollaston, *On Grooves in the Eyes of certain Coleoptera*, etc. (*Transactions of the Entomological Society*, 1859).

Leuckart, *Ueber die Gesichtswerskzeuge der Copepoden* (*Archiv fur Naturgeschichte*, 1859).

(2) Voy. Straus-Durckheim, *Traité pratique et théorique d'anatomie comparative*, 1840, t. II).

Siebold et Stannius, *Anatomie comparée*, 1850, t. I.

Owen, *Lessons on the comparative Anatomy and Physiology of Invertebrate Animals*, 1855.

organogénique, et l'on doit reconnaître que, dans cette voie, il va aussi loin que le lui permettent les instruments et les procédés dont peut alors disposer la science (1). Que n'a-t-il étendu à la série entière des Arthropodes les observations qu'il a si patiemment poursuivies dans les Insectes.

Claparède définit tout d'abord, et plus exactement que la plupart des auteurs précédents, les divers éléments de l'œil; il les suit dans leur évolution, et s'attache ensuite à décrire les éléments chitinogènes que les facettes cornéennes empêchent trop souvent de bien discerner dans l'adulte. Il fait connaître leur situation et leur rôle : il existe pour chaque bâtonnet quatre de ces cellules qui sécrètent extérieurement les épaississements cornéens et intérieurement de gros globules cristallins dont chacun représente un quart du cône cristallin. Celui-ci se montrera, chez l'Insecte parfait, comme un corps unique, mais, en réalité, c'est par quatre points qu'il se développe; les lignes d'intersection qui les séparent originairement persistent même souvent durant une longue période, détail important et que j'aurai plus tard à rappeler. Au-dessous du corps réfringent se trouve le bâtonnet nerveux proprement dit, lequel se développe également par quatre cellules supportées par une cellule impaire (*cellule profonde*) à laquelle aboutit le filet du ganglion optique; si à ces neuf cellules on ajoute les huit cellules destinées à former la gaîne, on aura un ensemble de dix-sept éléments fondamentaux, nombre que Claparède indique comme le plus fréquent (2).

Je ne saurais entrer ici dans l'énoncé des faits acquis à la science par ces recherches dont chacun peut aisément estimer la haute valeur (3), et je m'abstiendrai, pour le même motif, de

(1) Claparède, *Sur les yeux composés chez les Arthropodes* (*Annales des sciences naturelles*, ZOOLOGIE, 4e série, 1859, t. XI, p. 381). — Idem, in *Bibliothèque universelle de Genève*, 1860. — Idem, in *Zeitschrift für wiss. Zoologie*, 1860, t. X.

(2) Claparède, *loc. cit.*

(3) Pour tout ce qui touche au pigment et à sa localisation, Claparède a été notamment bien supérieur à la plupart des observateurs précédents (*Zeitschrift*, loc. cit.).

critiquer comme elles pourraient l'être certaines conclusions du regretté professeur de l'Académie de Genève. Toutefois je ne puis m'empêcher de faire remarquer combien Claparède semble peu disposé à adopter cette théorie de la « musculature des bâtonnets » défendue si ardemment par quelques-uns de ses contemporains et de ses condisciples.

Les études de Landois (1) méritent d'être placées auprès de celles de Claparède, aussi bien par l'esprit qui les a guidées que par l'importance de leurs résultats. Six ans se sont écoulés depuis les travaux que je viens d'analyser, et l'on peut apprécier quels rapides progrès ont réalisés les sciences d'observation; il suffit pour s'en convaincre de comparer ces mémoires. L'organogénie du « cristallin », résumée dans ses traits généraux par Claparède, est examinée dans ses moindres périodes par Landois qui, sur ce point comme sur tous les autres, poursuit ses recherches jusqu'aux dernières limites. N'a-t-il même jamais dépassé celles-ci, entraîné par une généralisation trop rapide? Je laisse le soin de répondre aux zoologistes qui s'occupent plus spécialement de l'étude de l'œil chez les Insectes. C'est effectivement encore à ces seuls Arthropodes que Landois a consacré ses observations, et combien on le déplore en voyant les notions qu'elles lui ont cependant permis de formuler. Je signale tout spécialement aux auteurs qui s'efforcent de retrouver le « filament de Ritter » dans l'ensemble de la série animale, la lecture des pages consacrées à la description du cône et du renflement et à l'étude de leurs relations avec le ganglion optique; les différentes zones de cellules nerveuses (2), les filets qui les relient, y sont indiqués, discutés même avec une rigueur absolument scientifique : celle-ci eût peut-être dû s'appliquer également à l'examen de cette tunique musculaire que Landois figure minutieusement, et que ne retrouveront pas toujours, même chez les Insectes, les observateurs qui suivront.

Deux ans plus tard paraissait un travail qui touche de plus

(1) Landois, *loc. cit.* (*Zeitschrift für Zoologie*, 1866).

(2) Claparède avait, à ce sujet, entrevu très-probablement certains faits qu'il eut le tort de ne pas formuler avec précision.

près encore à mon sujet, puisqu'il était consacré à l'étude anatomique de l'Écrevisse (1). L'étendue du cadre qu'il s'était tracé empêchait M. Lemoine de s'occuper spécialement de l'organe oculaire, et surtout de ses éléments examinés en particulier; je crois cependant devoir rappeler certains faits intéressants que son mémoire mettait en lumière. Ce sont d'abord les relations du corps bacillaire et de la cornée (2), relations trop négligées jusqu'alors; puis la structure du ganglion optique et de la portion initiale du bâtonnet, sur laquelle l'auteur, ne se contentant pas des notions fournies par les recherches antérieures, en augmente notablement la valeur et l'étendue. Enfin je rappellerai que M. Lemoine a reconnu ou tout au moins entrevu une disposition des plus importantes pour l'étude du bâtonnet optique : « Si l'on veut étudier, dit-il, » ces organes (les bâtonnets) à l'état frais, vu la mollesse de » leur substance constituante, l'abondance, la solidité relative et » l'adhérence du pigment qui les recouvre de toutes parts, il en » résulte entre les lames de verre employées pour l'examen mi» croscopique un amas de matière noirâtre, dans les éclaircies » de laquelle on aperçoit, de distance en distance, des cylin» dres plus ou moins altérés dans leur forme et d'une couleur » rosée analogue à la teinte dite de chair. Cette substance rosée » paraît transparente, sans structure appréciable (3). »

Cette substance rosée est-elle bien réellement anhiste? Ne mérite-t-elle pas une attention toute particulière? Ce sont là des questions que j'examinerai plus tard, me bornant actuellement à en relever la mention.

Parmi les travaux publiés durant ces dernières années et

(1) Lemoine, *Recherches pour servir à l'histoire des systèmes nerveux, musculaire et glandulaire de l'Écrevisse* (*Thèse à la Faculté des sciences de Paris*, 1868; *Annales des sciences naturelles*, ZOOLOGIE, 5e série, t. IX).

(2) Pour ce qui regarde la cornée examinée en elle-même, M. Lemoine a justement insisté sur sa structure représentée par des couches superposées, disposition dont j'ai pu reconnaître l'exactitude sur un grand nombre d'espèces marines. On trouvera également, dans son mémoire, une étude assez complète du pigment et de ses diverses variétés.

(3) Lemoine, *loc. cit.*, p. 98-99.

ayant trait au sujet qui m'occupe, je citerai une intéressante note de Landois et Thelen (1), un important mémoire de Max Schultze (2), enfin une étude trop hâtivement généralisée de Grenocker (3).

Les limites de ce chapitre ne me permettent pas, on le comprend, d'y mentionner les diverses monographies entomologiques qui ont touché secondairement à l'organe visuel; on trouvera, dans les pages suivantes, l'indication de toutes celles qui ont fait connaître des particularités importantes, ou permis d'établir d'utiles comparaisons entre les animaux auxquels elles sont consacrées et les espèces étudiées dans ce mémoire.

CHAPITRE II.

CONSTITUTION GÉNÉRALE DU BATONNET OPTIQUE. — PARTIES CONSTITUANTES (BATONNET PROPREMENT DIT ET CÔNE); LEUR VALEUR RÉCIPROQUE.

Il suffit de se reporter aux travaux qui viennent d'être cités, et plus spécialement à ceux qui se sont succédé depuis Muller, pour apprécier justement la signification qu'il convient d'attribuer au « bâtonnet optique » des Crustacés, et pour distinguer en même temps, et de la manière la plus simple, quelles parties entreront dans sa composition.

Le bâtonnet optique, tel qu'il doit être actuellement décrit (4), comprend dans son ensemble les pièces qui, reliées inférieurement ou postérieurement au ganglion du nerf, se trouvent limitées extérieurement par une cornée plus ou moins parfaite; il répond donc par sa portion initiale aux « filaments du nerf optique » de Müller, tandis que sa portion supérieure et

(1) Landois et Thelen, *Zur Entwicklungsgeschichte der facettirten Augen den* Tenebrio Molitor (*Zeitschrift für wiss. Zoologie*, 1867, t. XVII, p. 34 et suiv.).

(2) Max Schultze, *Untersuchungen über die zusammengesetzten Augen der Krebse und Insekten*. Bonn, 1868.

(3) Grenocker, *Zur Morphologie und Physiologie der facetteren Arthropoden Auges* (*Gotting. Nachr.*, 1874, p. 645).

(4) Voyez les différents auteurs cités, et surtout M. Schultze, *Untersuchungen über die zusammengesetzten Augen der Krebse und Insekten*. Bonn, 1868.

hyaline représente les « cônes » du même auteur. Ce dernier terme sera conservé ici ; mais, suivant l'exemple de la plupart des zoologistes contemporains, la portion inférieure et filiforme sera plus spécialement désignée sous le nom de *bâtonnet*.

Ces mots de « bâtonnet », de « cône », que j'emploie pour distinguer l'une de l'autre les deux régions du corps bacillaire sans introduire de termes nouveaux dans la science, m'obligent à les définir nettement tous deux, et surtout à indiquer leur valeur morphologique réciproque, considération d'autant plus indispensable, qu'ils se trouvent employés, dans l'étude des animaux supérieurs, avec une acception toute différente.

S'il est pourtant un organe dont l'histoire nous oblige à ne conclure qu'avec la plus extrême réserve du Vertébré à l'Invertébré (1), ou réciproquement, c'est bien certainement l'organe visuel : les funestes assimilations déterminées par les idées de Müller et de ses disciples seraient là pour le prouver une fois encore, s'il en était besoin, et chacun sait quelles erreurs déplorables se sont introduites de la sorte, parmi nous, retardant également les progrès de la physiologie et de l'anatomie comparées.

Aussi la première obligation de la science contemporaine est-elle de déterminer avec la plus scrupuleuse précision ceux des éléments qu'elle a cru devoir désigner par un même nom dans l'ensemble de la série, s'attachant plus encore à indiquer leurs dissemblances dans tel ou tel groupe qu'à rechercher ceux de leurs caractères qui demeurent constants dans l'ensemble du Règne animal ; une semblable généralisation, pour être utile et opportune, ne devant être que la synthèse d'études antérieures convenablement multipliées et méthodiquement dirigées.

C'est surtout lorsqu'on cherche à résumer les caractères d'un élément tel que le bâtonnet optique, qu'il est facile de constater la valeur de ces remarques. Depuis assez long-

(1) Ce terme s'applique ici aux Arthropodes et Vers ; les Mollusques offrent un type spécial dont se rapprochent vraisemblablement les Arachnides.

temps (1) on reconnaît dans le bâtonnet des Vertébrés deux segments faciles à définir par leurs propriétés optiques et chimiques ; il en est de même pour les cônes, chez lesquels une semblable distinction peut toutefois s'interpréter différemment (2). Les bâtonnets et les cônes offrent donc la même constitution générale, mais diffèrent simplement entre eux par des caractères surtout morphologiques, le segment interne se renflant dans les cônes, tandis que le segment externe s'y effile notablement.

Les cônes et les bâtonnets des Vertébrés sont par conséquent des éléments à forme spéciale, mais dont la situation et les rapports sont identiques. Chez les Arthropodes, au contraire, on comprend sous le nom de « bâtonnets » et de « cônes » deux segments d'un même filament qui confine inférieurement au nerf optique, et aboutit supérieurement à la cornée. Dans ce corps, le segment interne sera le *bâtonnet* proprement dit et le segment externe le *cône ;* ce dernier répond au « cristallin », au « corps vitré », etc., des anciens zoologistes. Il ne s'agit plus ici d'éléments accolés les uns aux autres et fort semblables, comme ceux de la membrane de Jacob ; le cône n'est au contraire, dans les Arthropodes, que le segment externe du corps bacillaire, dont la portion inférieure ou interne reçoit plus particulièrement le nom de bâtonnet. Je crois inutile de m'arrêter davantage sur cette terminologie, qu'il était cependant nécessaire de bien fixer pour l'intelligence des chapitres suivants.

Les deux parties qui se trouvent désignées par ces noms sont, d'ailleurs, très-faciles à distinguer l'une de l'autre. Le bâtonnet proprement dit se montre en effet, dans l'immense majorité des cas, comme un filament assez grêle dans sa portion inférieure ou initiale, qui confine immédiatement ou médiate-

(1) Cette distinction semble avoir été primitivement établie par Hannover (*Ueber die Netzhaut und ihre Gehirnsubstanz bei Wirbelthieren, mit Ausnahme des Menschen*, in *Müller's Archiv für Anatomie*, p. 320 et suiv., 1840). Elle a été confirmée successivement par tous les observateurs. Voy. Krause, *Ueber den Bau der Retina Stabchen beim Menschen* (*Zeitschr. für rat. Med.*, 1861), etc.

(2) On sait que plusieurs auteurs (Hannover, etc.), tout en n'admettant que deux segments dans les bâtonnets, en distinguent trois dans les cônes.

ment au nerf optique; supérieurement, il se renfle parfois dans des proportions notables pour recevoir la portion inférieure du cône; dans plusieurs genres on le voit même se séparer en laciniations (« fibres » des auteurs allemands) qui s'élèvent à une hauteur variable sur les bords de ce dernier. Enfin on remarque souvent, à la surface du bâtonnet, des stries régulièrement espacées et qui ont fait admettre, chez les Insectes, l'existence d'une musculature propre (1).

Le cône, au contraire, est de dimensions beaucoup plus réduites; ce n'est point un corps filiforme, mais une pièce généralement plus large que longue, ovoïde, prismatique, etc. Il possède une réfringence des plus marquées, à laquelle il a dû les noms qui lui ont été jadis appliqués et dont on peut tirer un caractère constant pour reconnaître ce segment externe; le pigment est en outre toujours moins abondant à la périphérie du cône qu'à la surface du bâtonnet.

Les résultats fournis par les divers réactifs permettent aussi de distinguer aisément ces parties. L'action de l'acide hyperosmique, de la teinture ammoniacale de carmin, est beaucoup plus intense sur le bâtonnet que sur le cône (2). Le picro-carminate est encore plus sensible, comme on peut s'en convaincre par l'étude de certains Crustacés marins (*Galatea strigosa*, *Pagurus striatus*, etc.), chez lesquels le cône prend une teinte simplement rosée, tandis que le bâtonnet se colore en brun.

Enfin, et pour qu'il ne subsiste aucune confusion dans ces termes employés chez les Vertébrés et les Arthropodes, je rappellerai que dans les premiers la partie externe des bâtonnets et des cônes peut se diviser en segments discoïdes et empilés les uns sur les autres, tandis que chez les animaux dont il est ici question (3), cette curieuse disposition ne sera

(1) Voy. J. Chatin, *De l'interprétation des stries du bâtonnet optique chez les Crustacés* (*l'Institut*, 14 juin 1876, n° 178, p. 189).

(2) Cette coloration s'observe, avec des degrés variables dans les divers genres et espèces, aussi bien chez les Insectes que chez les Crustacés, etc.

(3) Max Schultze, *loc. cit.*, etc. On sait que cette segmentation des lamelles, sur laquelle j'aurai l'occasion de revenir (voy. MUSCULATURE DES BATONNETS,

présentée que par les corps internes ou bâtonnets, ainsi qu'on pourra le constater bientôt par l'examen de plusieurs types empruntés à la classe des Crustacés.

CHAPITRE III.

RAPPORTS DU BATONNET OPTIQUE AVEC LA CORNÉE ET AVEC LE NERF OPTIQUE.

1. Rapports avec la cornée. — De toutes les parties de l'œil des Articulés, la cornée est sans contredit celle qui a été l'objet des premières recherches et dont l'étude a progressé le plus rapidement. Qu'elle soit représentée par un tégument à peine différencié, comme dans certaines formes inférieures (*Lichomolgus*, *Epimeria*), qu'elle s'accentue davantage, tout en restant simple, comme chez de nombreux Crustacés, ou bien enfin qu'elle semble se séparer en couches distinctes par leur épaisseur et peut-être par leur structure (divers Amphipodes, Phyllopodes, Pœcilopodes, Décapodes, Stomapodes, etc.), c'est toujours à sa face postérieure, et en contact avec elle, que vient s'appliquer l'extrémité terminale du bâtonnet.

Divers auteurs contemporains veulent qu'en ce point la cornée soit constamment convexe à sa face profonde; je suis porté à considérer cette disposition comme beaucoup moins fréquente.

Marcel de Serres (*loc. cit.*) a montré, le premier, que le pigment n'était pas appliqué à la face profonde de la cornée et ne se trouvait que dans l'intervalle des bâtonnets (1) ; malheureusement, et comme j'ai déjà eu l'occasion de le rappeler, cet observateur méconnut l'existence des cônes et crut que la

Astacus, etc.), se produit avec une inégale rapidité dans les cônes et les bâtonnets des Vertébrés (Max Schultze). Voy. le chapitre que Schwalbe a consacré à l'anatomie de la rétine dans le *Handbuch der gesammten Augenheilkunde* de Graefe et Saemisch, t. I, 1874.

(1) Il convient de rappeler que telle était l'opinion de Treviranus, de Cuvier, de Dugès, etc. Elle se retrouve encore dans quelques traités modernes (Nunneley, *loc. cit.*, p. 272, fig. 118, 119).

portion initiale du bâtonnet arrivait au contact de la zone cornéenne sans subir aucune modification.

Straus-Durckheim accordant, comme ses devanciers, une importance exagérée à la cornée, ne distingua pas davantage les caractères et le rôle de la portion terminale du bâtonnet, attribuant au tégument protecteur une analogie complète avec le cristallin (1).

M. Milne Edwards établit au contraire, et de la façon la plus exacte, les rapports de la cornée et des éléments dont il s'agit : « Immédiatement derrière la cornée et en contact avec sa face » interne, se trouve un cristallin en général sphérique (2). »

Les travaux récents ont unanimement confirmé cette description ; pour le prouver, il suffit de quelques citations, dont il serait facile d'augmenter le nombre.

Owen indique formellement, dans les lignes suivantes, ces étroites connexions entre les corps bacillaires et la cornée : « A transparent speck of the integument forms the cornea...., » immediately behind which there is a spherical crystalline » body (3). »

Peu d'auteurs sont, à ce sujet, plus affirmatifs que Leydig, pour qui « l'extrémité antérieure du bâtonnet semble même » se souder avec la cornée » (4).

M. Lemoine montre que, chez l'Écrevisse, « derrière la » cornée générale et correspondant à chacune de ses facettes, » se trouvent des organes cylindro-coniques, etc. » (5). Pour Schultze, ces relations sont encore plus étroites ; car dans divers

(1) « Ayant reconnu cette espèce de cristallin (la facette cornéenne), je ne » m'attendais pas à ce qu'on en trouverait encore d'une seconde espèce », dit-il naïvement dans une lettre adressée aux rédacteurs des *Annales des sciences naturelles* (1re série, t. XVIII, 1829), où il a le tort de maintenir des assertions tellement erronées, qu'elles ne peuvent être sérieusement opposées aux résultats de Müller.

(2) Milne Edwards, *Histoire naturelle des Crustacés*, 1834, t. I, p. 115.

(3) Owen, *Lectures on the comparative Anatomy and Physiology of the Invertebrate Animals*, 1855, p. 312.

(4) Leydig, *Traité d'histologie de l'Homme et des Animaux*, trad. Lahillone, 1866, p. 288.

(5) Lemoine, *loc. cit.*

types, et particulièrement chez les *Lampyris*, il admet qu'il y a soudure absolue entre le cône et la cornée (1).

Je crois inutile d'insister plus longuement sur l'état actuel de la science pour tout ce qui regarde ces rapports du tégument cornéen et de la partie terminale du bâtonnet; tous les types que j'ai observés m'ont confirmé dans les idées acceptées aujourd'hui, et toujours j'ai vu le segment externe, le « cône », venir se placer à la face profonde de la couche protectrice.

Chez les *Squilla*, par exemple, on voit la cornée se différencier nettement en deux zones, une extérieure et anhiste, l'autre profonde et comme stratifiée; puis, à la face interne de cette dernière (2) viennent se placer les cônes que les gaînes pigmentaires abandonnent à une certaine distance de la lame cornéenne. Les mêmes dispositions se remarquent dans les *Pagurus*, *Paguristes*, *Eupagurus*, *Astacus*, *Homarus*, et chez les types inférieurs (3).

Cellules de Semper. — Lorsqu'on examine l'œil d'un Crustacé complétement adulte, on voit le cône réfringent se mettre en rapport direct avec la cornée, à la face postérieure de laquelle il se trouve appliqué d'une façon immédiate; mais une étude minutieuse et l'emploi de réactifs convenables font presque constamment découvrir, entre la cornée et le cône, des noyaux plus ou moins volumineux. Si l'on cherche à corroborer l'observation anatomique par l'examen histogénique, en re-

(1) M. Schultze, *Untersuchungen über die zusammengesetzten Augen der Krebse und Insekten*. Bonn, 1868.

(2) L'étude anatomique des jeunes serait de nature à faire admettre une troisième couche granuleuse.

(3) On comprend que je ne puis, d'aucune manière, entrer ici dans les détails relatifs à la structure de la cornée. Cependant je crois pouvoir mentionner que la constitution lamelleuse, indiquée par quelques auteurs, me semble beaucoup plus répandue qu'on ne l'avait pensé jusqu'ici. En outre, il n'est pas rare de distinguer une zone intermédiaire entre la cornée et le tégument général, zone qui procède en quelque sorte de l'un et de l'autre de ces revêtements. L'examen de la forme des facettes cornéennes est un de ceux qui ont occupé tout d'abord, et le plus longtemps, les anatomistes; l'emploi des réactifs colorants dont nous disposons aujourd'hui permet de reprendre aisément et sûrement cette étude.

montant à l'état antérieur, on voit, au-dessous de la cornée, de véritables cellules, dont les dimensions sont notables, et que le picro-carminate permet de distinguer aisément. Ce sont les *cellules de Semper*, que Claparède a, le premier, bien décrites (1) et que l'on peut considérer comme des cellules chitinogènes. Parmi les types qui se prêtent le mieux à l'observation de ces éléments, je citerai le *Galatea strigosa* et le *Pagurus striatus*. L'Écrevisse est au contraire un fort mauvais sujet d'étude, la différenciation des éléments s'y faisant de bonne heure : ainsi s'explique le silence des auteurs qui ont examiné cette espèce sans y mentionner les éléments dont il est ici question.

2. Rapports avec le nerf optique. — Les relations du bâtonnet avec le nerf optique sont des plus intimes, et c'est sur ce point, dont l'importance n'échappera à personne, que les auteurs ont le moins varié d'opinion, même aux époques où l'observation microscopique était des plus ingrates et la technique encore à trouver.

Dès 1826, Müller nous apprend que les « filaments du nerf » optique s'éloignent du bulbe de ce nerf dans une direction » presque rayonnante, en conservant la même grosseur jusqu'à » la pointe des cônes transparents » (2).

Ces connexions sont indiquées d'une manière encore plus absolue par M. Milne Edwards : « La base de la masse vitrée est en contact avec le nerf optique » (3).

Il semble que Siebold ait soupçonné le mode de terminaison du bâtonnet, lorsqu'il dit que « les cônes sont reçus dans des » espèces de calices formés par les filets du nerf optique » (4).

Je n'ai pas besoin de rappeler la précision avec laquelle Leydig décrit comment les « gros bâtonnets des Arthropodes

(1) Claparède, *loc. cit.* (*Zeitschrift für wiss. Zoologie*, 1860, t. X, p. 193 et suiv.).

(2) Müller, *loc. cit.*

(3) Milne Edwards, *Histoire naturelle des Crustacés*, 1834, t. I, p. 115.

(4) Siebold et Stannius, *Anatomie comparée*, 1850, t. I, p. 438. — Il ne faut pas oublier la part que la zone pigmentaire prend à la formation de ces « calices ».

» naissent de la rétine ganglionnaire » (1); mais ici, comme en divers points du même chapitre, il ne considère pas assez que les Arachnides offrent une organisation toute spéciale, aussi amène-t-il une certaine confusion en les rapprochant sans cesse des Insectes et des Crustacés.

Owen est des plus précis : « Spherical crystalline body in » contact with a gelatinous or vitreous humour (2) upon which » the extremity of the optic nerve expands (3). »

Les mémoires de Leydig (4), de Claparède (5), de Landois (6), etc., ont définitivement fixé la science sur ce point; quelques citations empruntées à Gegenbaur suffiront à le montrer : « Les cônes sont en connexion avec les fibres du nerf » optique, et l'on peut, par conséquent, les envisager comme en » étant les terminaisons (7)...... C'est au bâtonnet qu'aboutit » le nerf optique (8). »

N'ayant à examiner ici que le bâtonnet proprement dit et ne pouvant entrer dans le détail de la structure du ganglion optique, qui m'entraînerait au delà des limites de ce travail, je me borne à rappeler que, chez tous les Crustacés, il est formé de cellules nerveuses à contour arrondi et à noyau très-apparent; ces cellules sont toujours assez volumineuses.

De ce ganglion partent des filets nerveux plus ou moins étendus (9), venant aboutir à une zone de cellules d'une épaisseur

(1) Leydig, *loc. cit.*, p. 289.

(2) On retrouve ici une nouvelle preuve de cette opinion mixte et indécise sur laquelle j'ai insisté plus loin (voy. p. 27, etc.).

(3) Owen, *loc. cit.*, p. 312.

(4) Leydig, *loc. cit.*

(5) Claparède, *loc. cit.*

(6) Landois, *loc. cit.* — Voy. aussi : Lemoine, *loc. cit.* — Boll, *loc. cit.* (*Centralbl.*, 1872).

(7) Gegenbaur, *Anat. comp.*, p. 360.

(8) *Ibid.*, p. 373. — Voy. aussi Leuckart ap. Saemisch und Graefe, *Handbuch der gesammten Augenheilkunde*, 1875, p. 299, etc., et Milne Edwards, *Leçons sur la physiologie et l'anatomie comparées de l'Homme et des Animaux*, t. II, 1876, t. XII, p. 248, etc.

(9) Le trajet parcouru par ces filets nerveux varie considérablement avec les genres et surtout avec les espèces; il varie même avec l'âge, comme j'ai pu le constater fréquemment, et, bien que je ne puisse mentionner cette particu-

variable : tantôt le bâtonnet acquiert, dès lors, ses caractères propres ; tantôt il ne les montrera qu'au delà d'une nouvelle couche cellulaire dont la découverte et la description sont principalement dues à Claparède et à Landois. Cette dernière zone, j'ai pu m'en convaincre à diverses reprises, est en général moins constante dans les Crustacés que chez les Insectes. Souvent il existe une intrication absolue des fibres nerveuses et de leur substance unissante entre les deux zones de cellules, qui semblent alors réduites à une seule couche. Il y aurait là matière à une étude toute spéciale et vraisemblablement très-intéressante; mais ici, comme en tant d'autres questions, la description histologique ne pourra présenter une précision absolue que lorsqu'elle s'appuiera sur des observations histogéniques suffisantes et convenablement variées.

CHAPITRE IV.

ÉTUDE SPÉCIALE DU CÔNE.

La plupart des anatomistes contemporains donnent le nom de *cône* à cette pièce généralement brillante et réfringente qui surmonte le bâtonnet optique dans les Arthropodes, et je crois devoir conserver cette dénomination, autant pour ne pas introduire de terme nouveau dans le langage que pour ne rien préjuger touchant la fonction physiologique (1).

A une époque où l'on ne cherchait, au contraire, qu'à retrouver constamment des analogies plus ou moins justifiées, on assignait au cône des noms en rapport avec le rôle qu'on pensait pouvoir lui attribuer. De là ces expressions de « cristallin, lentille cristallinienne, corps vitré, corps réfracteur », sous lesquels on désigna ces pièces, dont l'étude a passé par

larité que d'une manière incidente, je crois devoir relever cette tendance à la fusion, tendance si générale dans le système nerveux des Arthropodes.

(1) Ce terme étant également employé chez les Vertébrés pour désigner certains des éléments de la membrane de Jacob, peut encore bien causer, comme je le faisais remarquer précédemment, quelque confusion; mais celle-ci serait si grossière, qu'il suffit de se reporter à la structure générale de l'œil des Arthropodes pour ne la point commettre.

des phases bien différentes, ainsi qu'on peut s'en convaincre en se reportant aux diverses périodes de la science.

Les cônes qui, par leur situation, leurs caractères physiques, leur généralité d'existence, peuvent facilement être distingués, ont été, de fait, indiqués par un grand nombre d'observateurs, tels que Swammerdam (1), Leeuwenhoeck (2), Cavolini (3), André (4), etc.

Marcel de Serres les ayant au contraire méconnus de la manière la plus complète et la plus inexplicable (5), son autorité entraîna la plupart de ses contemporains et fit abandonner, durant quelques années, l'étude de ces parties. On en trouve la preuve dans les observations de Treviranus qui, décrivant les cônes de la Blatte, semble mentionner des éléments nouveaux dont il ne donne les caractères que d'une manière très-vague et fort indécise (6). Primitivement il paraît ne vouloir les admettre que chez les seuls Insectes nocturnes, et ce n'est que peu à peu, avec une visible hésitation, qu'il les indique dans les autres Articulés (7).

Ce fut véritablement Müller qui les fit connaître avec tous les détails nécessaires, décrivit leurs formes, leurs rapports, leurs dimensions, etc. (8); puis, comme s'il eût fallu que la science demeurât constamment indécise sur ce point, ses découvertes furent presque immédiatement attaquées par Straus-Durckheim (9), qui, particularité bizarre, avait parfaitement distingué les corps réfringents (10), mais les avait négligés, dominé qu'il était par l'opinion suivant laquelle les facettes cornéennes eussent été les parties les plus essentielles

(1) Swammerdam, *loc. cit.*

(2) Leeuwenhoeck, *loc. cit.*

(3) Cavolini, *Memorie sulla generazione dei Pesci e dei Granchi.*

(4) André, *A microscopical Description of the Eyes of the* Monoculus Polyphemus (*Phil. Transac.*, 1792, p. 440).

(5) Marcel de Serres, *loc. cit.*

(6) Treviranus, *Vermischte Schriften*, t. III, p. 150.

(7) Treviranus, *Biologie*, t. VI.

(8) Müller, *loc. cit.* (*Ann. sc. nat.*, 1829, p. 371 et suiv).

(9) Straus-Durckheim, Lettre in *Ann. des sc. nat.*, 1re série, t. XVIII.

(10) Id., *Anatomie du* Melolontha vulgaris.

de l'organe visuel. Il semble, du reste, être revenu plus tard à des idées voisines de la vérité (1), et, depuis lors, l'existence et la valeur des cônes n'ont plus été sérieusement contestées.

Ces corps, dont la signification optique et le rôle physiologique mériteront une attention particulière lorsqu'on cherchera à déterminer le mode de fonctionnement de l'œil, sont situés au-dessous de la cornée et s'en trouvent séparés par les cellules de Semper, éléments dont l'autonomie disparaît généralement de bonne heure. Inférieurement, les cônes confinent aux bâtonnets proprement dits, et les gaînes pigmentifères se divisent souvent en plusieurs laciniations qui s'avancent sur leurs bords.

On voit parfois, vers l'axe du cône, une ligne dont l'étendue et la direction peuvent varier en d'étroites limites; elle représente l'intersection des faces par lesquelles se réunissent des pièces (généralement quatre) primitivement distinctes, puis soudées pour former le cône (2). Dans quelques cas on observe même, vers le milieu de celui-ci, une sorte de tache plus ou moins sombre qui souvent revêt l'aspect d'un noyau; cette apparence est due à la constitution propre du cône dont la partie centrale est seule réfringente et se distingue ainsi nettement de la région périphérique ou vaginale; il n'est donc aucunement besoin d'admettre ici un filament de Ritter muni de son bouton terminal, pour expliquer cette disposition (3).

(1) Straus-Durkheim, *Traité pratique et théorique d'anatomie comparative*, 1843, t. II. — Voyez, pour l'ensemble des connaissances successivement acquises : Stannius et Siebold, *Anatomie comparée*, t. I; Owen, *Lessons on the comparative Anatomy and Physiology of Invertebrate Animals;* Gegenbaur, *Anatomie comparée*. — Leydig (*Histologie comparée de l'Homme et des Animaux*) les représente assez exactement, mais d'une façon trop théorique ; la description qu'il en donne est aussi trop vague. Ainsi que j'aurai l'occasion de le rappeler bientôt, plusieurs auteurs (Dugès, etc.) ont cru pouvoir décrire le cône comme un « corps vitré » (voy. Nunneley, *The Organs of Vision*, p. 272, etc.). Parmi les auteurs qui l'ont au contraire assimilé au cristallin des Vertébrés, il faut particulièrement mentionner Burmeister (*Handbuch der Entomologie*, t. I, p. 194, etc.), Owen (*loc. cit.*), Max Schultze (*Untersuchungen über die zusammengesetzten Augen der Krebse und Insekten*, 1868), etc.

(2) L'*Apus cancriformis* mérite d'être cité au nombre des Crustacés chez lesquels ces pièces conservent leur indépendance durant assez longtemps.

(3) Voy. chapitre V, § 4, la discussion relative au filament de Ritter.

La forme du cône est, de tous ses caractères, celui qui présente les variations les plus nombreuses et les plus considérables. Il est en général prismatique chez les *Typton*, *Epimeria*, *Lichomolgus*; ovoïde dans les *Eupagurus*, *Paguristes*, *Caprella*, *Notopterophorus*; pyramidal chez les *Cypridina* et *Lysianassa*; claviforme chez les *Isæa*; cylindro-conique dans certains *Squilla*, etc.

CHAPITRE V.

ÉTUDE SPÉCIALE DU BATONNET.

§ 1. — Sa forme ; ses parties principales.

Les descriptions qui précèdent, les détails qui les accompagnent, me dispensent d'insister longuement sur l'aspect extérieur du bâtonnet proprement dit, et c'est à peine si je dois rappeler sa forme généralement allongée et sa surface souvent marquée de stries transversales; on sait, en outre, que le bâtonnet peut, indépendamment de sa coloration propre, emprunter à sa gaîne pigmentaire des teintes variées, quelquefois éclatantes.

Selon quelques auteurs, cet élément se fût différencié pour former un véritable corps vitré; il eût possédé même une musculature propre, un filament central, comparable au filament rittérien des Vertébrés, etc. On devine quelle tendance a guidé ces interprétations, dont on trouvera plus loin la discussion complétée par l'étude des parties secondaires du bâtonnet (gaîne pigmentaire, etc.); je dois présentement me borner à établir ses caractères généraux.

A ce point de vue, sa portion inférieure ou initiale offre peu d'intérêt; elle est toujours effilée, et les seules particularités qu'on y remarque résident dans le point où le diamètre moyen du filament commence à diminuer ainsi peu à peu. Il en est tout autrement pour la portion supérieure, pour celle qui confine au cône; elle présente souvent des modifications morphologiques importantes, et, disposition plus curieuse encore, se sépare parfois en plusieurs laciniations qui s'élèvent à une hauteur variable sur les bords du cône réfringent.

Il n'est effectivement pas rare d'observer, dans cette région du bâtonnet, une différenciation remarquable s'y traduisant par la formation d'un ou de plusieurs renflements. On a figuré, depuis longtemps, une semblable disposition dans plusieurs Insectes, et Straus-Durckheim l'a représentée très-exactement sur les bâtonnets du Hanneton (1). Sans m'étendre ici sur l'opinion des divers auteurs contemporains qui l'ont également indiquée, je me borne à rappeler que Gegenbaur, dans le schéma qu'il a donné de l'œil des Arthropodes, n'a pas manqué de mentionner ces dilatations bacillaires (2); Leuckart les a également figurées chez quelques types (3).

Les différentes espèces que j'ai examinées me portent à penser que ce caractère est loin d'être aussi général que Gegenbaur et d'autres auteurs l'admettent. Chez beaucoup d'espèces, j'ai vu le bâtonnet se continuer avec un diamètre sensiblement égal sur toute sa longueur et avec une forme ne variant guère d'un point à l'autre de son étendue. Cependant il est certains Crustacés dans lesquels on peut distinguer ces renflements : ainsi, l'*Isæa nicea* présente une augmentation notable dans le diamètre du bâtonnet considéré vers sa portion supérieure, et c'est même dans ce renflement terminal que s'observent le plus aisément des détails histologiques et histogéniques comparables à ceux que divers observateurs allemands ont signalés chez les Insectes. Dans le *Galatea strigosa*, on remarque parfois même deux dilatations bacillaires superposées, forme plus rare chez les Crustacés

(1) Straus-Durckeim, *Considérations générales sur l'anatomie comparée des Animaux articulés, auxquelles on a joint l'anatomie descriptive du* Melolontha vulgaris, 1828, pl. IX, fig. 6. — Straus-Durckheim reconnut nettement ces parties, mais les interpréta faussement (voy. sa lettre in *Annales des sciences naturelles*, 1re série, t. XVIII). Peut-être en est-il de même chez l'Abeille, si l'on se reporte aux figures, trop théoriques pour être sûrement invoquées, de Samuelson (*Die Honibiene*, etc., Nordhausen, 1862), et de Girdwoyn (*Anatomie et physiologie de l'Abeille*, trad. franç., pl. IV, 1876).

(2) Gegenbaur, *Manuel d'anatomie comparée*, trad. franç. Paris, 1874, p. 369, fig. 98 C.

(3) Leuckart, *Organologie des Auges*, art. ARTHROPODEN, p. 296, fig. 69 (Graefe und Saemisch, *Handbuch der gesammten Augenheilkunde*, 1875, t. II).

que dans la classe précédente. Chez l'*Apus cancriformis*, on constate un semblable renflement apparaissant subitement, tandis que dans le *Squilla Desmarestii* il est produit par un accroissement graduel dans le diamètre transversal du bâtonnet.

Pour ce qui est des *fibres*, terme assez impropre employé par quelques auteurs pour désigner les laciniations en lesquelles se sépare supérieurement le bâtonnet des Insectes, je dirai qu'on les trouve également chez plusieurs Crustacés; elles sont particulièrement marquées dans les *Pagurus striatus*, *Eupagurus Prideauxii*, *Galatea strigosa*, etc. Ces fibres et le renflement terminal seront d'ailleurs bientôt décrits plus complétement (1).

§ 2. — Le bâtonnet présente-t-il une partie capable d'être comparée à un corps vitré ?

Un volume ne suffirait pas à résumer les discussions multipliées et presque interminables qui se sont ouvertes à diverses reprises et sans aucun profit pour la science, à la seule fin de savoir si les Invertébrés, et particulièrement les Arthropodes, posséderaient soit un corps vitré, soit un cristallin, ou s'ils ne présenteraient pas simultanément l'un et l'autre.

Il n'est pas besoin de remonter à l'origine du débat qui prenait sa source dans cette idée trop répandue, et d'après laquelle tout appareil visuel eût été constamment composé des mêmes parties que chez l'Homme et les animaux supérieurs ; quant au point même sur lequel portait le désaccord, il variait avec les auteurs : pour les uns, le cône méritait le nom de corps vitré, et non celui de cristallin, que lui attribuaient la plupart des anatomistes (2) ; et, pour beaucoup de ceux-ci, la portion du bâtonnet confinant au cône eût subi une différenciation capable

(1) Voyez plus loin la description particulière du bâtonnet chez les espèces qui viennent d'être citées.

(2) Telle était l'opinion de Dugès, qui admettait même une « humeur aqueuse » entre la lentille cornéenne et le corps vitré (cône). Voy. Nunneley, *The Organs of Vision; their Anatomy and Physiology*, p. 272.

d'en faire une région distincte à laquelle on donnait alors le nom de corps vitré et qui eût reçu la base du cône (1). Je laisse de côté les observateurs qui, non contents d'une semblable complication, se hâtaient de faire intervenir la cornée dont la face profonde eût été l'analogue du cristallin ou du corps vitré, selon les cas.

On ne saurait parcourir les traités et les mémoires publiés durant la première moitié de ce siècle, sans être frappé de la confusion qui régnait à ce sujet. Siebold paraît être un des premiers qui aient entrevu la vérité et qui aient cherché à fixer la science sur ce point : il admet bien encore un corps vitré dans les Insectes, mais il le mentionne à peine, et d'une manière presque incidente, chez les Crustacés (2).

Owen a adopté une opinion qui lui permet de concilier les idées anciennes avec les exigences de la science moderne ; pour lui, l'œil composé des Insectes comprend, dans chacune de ses divisions, une lentille qui réunirait les caractères du corps vitré et du cristallin : « Each division of the compound eye has » its lens, which combines the characters of both crystalline and » vitreous humours (3). » Telle est la singulière conclusion à laquelle un des plus éminents anatomistes devait se trouver conduit par l'application de la doctrine funeste dont j'ai déjà si souvent montré le danger.

Leydig (4), au contraire, a rendu un réel service à la science en distinguant nettement, à ce point de vue, les Mollusques des Arthropodes : les premiers possèdent une substance claire, gélatineuse et anhiste, qui enveloppe postérieurement la lentille cristalline ; il n'en est plus de même chez les Arachnides et les Insectes (5), et c'est à peine, dit Leydig, si l'on y aperçoit,

(1) Voy. Will, *Beitrage zur Anatomie der zusammengesetzten Augen*, 1840, etc.

(2) Siebold et Stannius, *Anatomie comparée*, t. I.

(3) Owen, *Lessons on the comparative Anatomy of Invertebrate Animals*, 1855, p. 371. — Quant aux Crustacés, Owen semble disposé à leur accorder au moins une ébauche de corps vitré (*ibid.*, p. 313).

(4) Leydig, *Traité d'histologie de l'Homme et des Animaux*, 1866.

(5) Leydig n'eût-il pas dû insister, à ce point de vue, sur certains caractères différentiels des Insectes et des Arachnides ?

derrière le cristallin, une couche claire composée de formations claviformes « qui se comportent absolument comme » la masse conique cristalline de l'Écrevisse et d'un grand » nombre d'Insectes ; aussi les ai-je comparées aux cônes cristal- » liniens de l'œil à facettes et considérées comme les extrémités » modifiées des bâtonnets nerveux » (1). Il n'y a donc plus lieu de décrire, chez les animaux qui m'occupent, un corps vitré distinct du cône réfringent, quels que soient le nom et la valeur attribués à ce dernier. Leydig est ailleurs plus affirmatif encore : « Les auteurs ont parlé d'un corps vitré, d'un corps cristallinien » proprement dit, d'une masse molle située entre le corps cris- » tallinien et la cornée ; toutes ces parties ne sont, au point de » vue morphologique, que des renflements terminaux de forme » variable des bâtonnets (2). »

Ainsi se trouve jugée la question qui a trop longtemps divisé les anatomistes et qui paraît définitivement abandonnée, si l'on se reporte aux mémoires de Claparède, Landois, Gegenbaur, etc. (3). Elle présente, au fond, une bien faible importance, quand on considère le mode de fonctionnement probable de ces parties ; toutefois et en raison même de la place qu'elle occupe dans leur histoire, je me suis efforcé de rechercher, à mon tour, si la portion terminale du bâtonnet proprement dit, c'est-à-dire celle qui touche au cône, offrirait des caractères capables de la faire reconnaître pour un corps vitré, ou tout

(1) Leydig, *loc. cit.*, p. 293.

(2) *Ibid.*, p. 288.

(3) Voyez aussi le chapitre de Leuckart, *Organologie des Auges*, in Graefe und Saemisch, *Handbuch der gesammten Augenheilkunde*, t. II, p. 294 et suiv.

J'ai à peine besoin de rappeler que la plupart des auteurs favorables à l'idée d'un corps vitré confondaient dans une même description les Insectes et les Arachnides ; or, ces derniers, en dépit de leur organisation spéciale, ne fournissaient pas de meilleurs exemples que les autres Arthropodes, et les recherches modernes ont montré que la « substance hyaline qui, jusqu'en ces derniers » temps, a été considérée comme analogue au corps vitré de l'œil des animaux » supérieurs, fait en réalité partie de l'appareil rétinien » (H. Milne Edwards, *Leçons sur la physiologie et l'anatomie comparées de l'Homme et des Animaux*, 1876, t. XII, p. 238-239). — Voy. Leydig, *Traité d'histologie*, trad. franç., p. 292, etc.

au moins de la distinguer de la portion initiale ou inférieure, et j'avoue que l'observation m'a constamment fourni des résultats négatifs. Je crois que les différences de densité et autres indiquées par les auteurs sont fort peu réelles, surtout pour les Crustacés et les Vers, et je pense que bien souvent les auteurs ont examiné des éléments plus ou moins altérés; du reste, il faut se rappeler que, pendant longtemps, on a étudié l'œil dans son ensemble ou par grandes zones, de telle sorte que les caractères des éléments isolés se trouvaient bien difficilement appréciables, outre qu'on leur accordait généralement une médiocre importance.

L'existence d'une région spéciale et inférieure au cône semblerait plus admissible chez les espèces qui offrent un renflement terminal assez developpé, mais il est loin d'être « mou » ou « diffluent » comme le serait le corps vitré des Insectes, et son exacte signification est fournie par des données histogéniques que l'on ne soupçonnait même pas à l'époque où l'on admettait généralement ce dernier. J'aurai, du reste, bientôt à examiner d'une façon particulière ce renflement terminal, et je me borne à insister ici sur l'absence d'un corps vitré, et à repousser une fois encore des notions inexactes et basées sur des idées préconçues, non sur des faits méthodiquement observés.

§ 3. — Théorie de la musculature propre du bâtonnet; interprétation des stries de ce dernier.

La théorie qui voulait retrouver, dans chacune des parties de l'œil des Articulés, l'analogue de l'organe visuel des Vertébrés, devait, pour demeurer fidèle à son principe, y découvrir des appareils contractiles capables d'en modifier l'accommodation. Tout d'abord cette tendance ne se produisit que d'une manière assez vague, comme il est aisé de s'en convaincre en se reportant aux auteurs de la première moitié du siècle; mais elle ne tarda pas à s'accentuer rapidement, et l'on fut ainsi bientôt conduit à décrire une « musculature propre des bâtonnets », dont la mention se retrouve dans la plupart des traités récents.

Les travaux qui ont contribué à généraliser cette idée portant presque exclusivement sur des Insectes, on comprend quelle réserve m'est imposée dans leur examen : je crois cependant devoir comparer les résultats obtenus par leurs auteurs avec ceux qui m'ont été fournis par les diverses espèces étudiées, afin qu'on puisse apprécier ensuite, et en parfaite connaissance de cause, l'interprétation qui semble répondre le plus exactement à la réalité des faits.

En premier lieu, je ferai remarquer combien cette théorie de la musculature des bâtonnets, considérée dans son ensemble, constitue une opinion moderne, contemporaine même. A la vérité, elle emprunte, comme je le rappelais tout à l'heure, son principe à des tendances déjà anciennes, cependant elle ne paraît avoir acquis son entier développement qu'avec les observations très-exactes, mais mal interprétées, qui ont révélé dans le bâtonnet l'existence de stries possédant une haute valeur morphologique et dont j'aurai plus tard à rechercher la réelle signification. Il convient enfin d'insister sur la méthode suivie par les anatomistes que cette théorie peut revendiquer comme ses plus ardents défenseurs, et qui n'ont jamais manqué de comprendre dans une même série d'études et de déductions le groupe entier des Arthropodes (Insectes, Arachnides, Crustacés, etc.), rapprochement dont j'ai déjà montré le danger pour de semblables recherches.

Si l'on abandonne les généralités pour les détails, on voit que, dans les Insectes, par exemple, certains auteurs, et surtout Landois, ont figuré une musculature bacillaire des plus complètes (1), tandis qu'un anatomiste dont les travaux datent de la même époque et dont les observations sont généralement fort précises, ne mentionne même pas cette disposition (2).

(1) Landois, *Die Rapenaugen*, etc. (*Zeitschrift für wiss. Zoologie*, 1866, t. XVI).

(2) Claparède, *Sur la morphologie des yeux composés chez les Arthropodes* (*Bibliothèque universelle de Genève*, 2e série, 1859, t. VIII); par extrait in *Ann.*

Cette contradiction va se suivant dans tous les mémoires publiés depuis lors; pour n'en citer qu'un exemple, je rappellerai que, dans un récent travail, M. Kunckel n'indique nulle trace de muscles bacillaires (1), et si je me reporte à la discussion qui s'est ouverte à ce sujet devant la Société de biologie (2), je me crois autorisé, de l'aveu des entomologistes les plus compétents, à regarder cette disposition comme fort douteuse chez les Insectes, toujours invoqués cependant en faveur de la théorie que je combats en ce moment.

Des Insectes passons aux Arachnides. On a cru trouver un puissant argument dans la constitution de leurs yeux, où l'on rencontre des fibres musculaires et où l'on observe des mouvements propres; mais, les faits que j'ai rappelés à diverses reprises l'établissent suffisamment, c'est une grave erreur de vouloir chercher dans leur étude des notions applicables à la généralité des Arthropodes et spécialement aux Crustacés. L'œil des Arachnides est, de fait, beaucoup plus voisin de celui des Mollusques ou des Vertébrés que de celui des autres Articulés; il suffit de mentionner les caractères de la lentille réfringente, la bizarre disposition du pigment, pour rappeler en même temps des dispositions très-spéciales.

Comme les mémoires originaux, les traités classiques (3) nous présentent la plus grande confusion. Leydig, par exemple, tout en adoptant l'idée d'une musculature propre, énumère des faits qui sont loin de lui être favorables, et, après avoir énoncé cette proposition que « la choroïde des Invertébrés renferme

des sc. nat., 4e série, 1859, t. XII, p. 311. — Idem, *Zur Morphologie der zusammengesetzten Augen bei den Arthropoden* (*Zeitschr. für wiss. Zoologie*, 1860, t. X, p. 192, etc.).

(1) Kunckel d'Herculais, *Recherches sur l'organisation et le développement des Volucelles*, 1875.

(2) *Société de biologie*, séance du 6 mai 1876.

(3) Je rappelle pour mémoire les vues de Brants, suivant qui l'œil des Arachnides eût été rempli par une masse musculaire (*Tijdschrift voor Nat. Gesch. in Physiol.*, 1837, t. V). Pour tout ce qui concerne ce sujet, voy. Blanchard, *De l'organisation du Règne animal*, ARACHNIDES, p. 53, etc.

» aussi des éléments contractiles » (1), il cherche à la démontrer par des résultats empruntés à l'étude des Céphalopodes et des Arachnides; les considérations qui précèdent permettent d'apprécier la valeur de semblables comparaisons présentées en faveur des Crustacés, etc. Aussi, pour ces derniers, Leydig semble-t-il deviner le danger qu'il y aurait à être trop affirmatif et se borne-t-il à cette mention : « Les utricules qui » enveloppent les bâtonnets renferment des cylindres déli- » cats, striés (2). » Sans vouloir discuter la valeur de cette phrase au point de vue de la morphologie et de l'anatomie générales, on peut s'étonner que Leydig ait considéré le caractère de striation comme fatalement lié à la nature musculaire; pourquoi supposer les stries contenues dans les « utricules qui entourent les bâtonnets » plutôt que d'admettre qu'elles se trouvent simplement sur ces derniers? Ces assertions sont, en dernière analyse, peu compatibles avec l'idée d'une musculature spéciale, et cette opinion s'affermit lorsque du texte de Leydig on rapproche les figures dans lesquelles cet anatomiste a résumé les détails que je discute en ce moment (3). Trois types y sont représentés : *Procrustes coriaceus*, *Chizodactyla monstrosa* et *Herbstia*. Dans le premier, seul, des fibres musculaires sont indiquées; on n'en trouve pas trace pour les deux autres, et cependant chez l'*Herbstia* on remarque des « bosselures » qui ressemblent fort à des disques empilés. Mais, et je me borne à insister actuellement sur ce point, il résulte de ces figures que, pour Leydig même, les fibres musculaires sont loin d'être générales dans les Arthropodes.

Gegenbaur (4) parle bien, à son tour, de « fibres musculaires » qui courent le long des bâtonnets cristallins et concourent » sans doute à rapprocher ces derniers de la cornée réfrin- » gente ». Cette indication est, on le voit, passablement vague,

(1) Leydig, *loc. cit.*, p. 291.
(2) Idem, *loc. cit.*, p. 292.
(3) Idem, *loc. cit.*, p. 287, fig. 135, *a*, *b*, *c*.
(4) Gegenbaur, *Manuel d'anatomie comparée*, trad. franç. Paris, 1874, p. 367-368.

et, ce qui est plus grave, dans la figure qui représente « une » coupe schématique au travers d'un œil composé d'Arthro- » pode », on ne trouve nulle indication de stries musculaires, bien que l'on aperçoive très-nettement des lignes transversales au sujet desquelles la légende ne fournit aucune explication (1).

Je crois inutile d'insister plus longuement sur l'état actuel de la science pour tout ce qui touche à cette question de la musculature des bâtonnets, d'autant mieux que la plupart des assertions sont basées sur l'étude d'animaux dont je n'ai pas à m'occuper ici, et je préfère m'arrêter à l'examen des résultats qui m'ont été fournis par l'observation directe.

Lorsqu'on débute dans l'étude du bâtonnet des Crustacés on trouve, d'une part, certains types, tels que les Squilles, les Paguriens, etc., qui, par leurs stries bacillaires, paraissent assez favorables à l'hypothèse d'une gaîne musculeuse, tandis que d'autres, soit d'organisation élevée, comme les *Astacus* (2), soit de rang inférieur, comme les *Epimeria*, etc., semblent en contradiction formelle avec les idées admises. Cette particularité peut être rapportée, selon les cas, soit à une absence de stries facilement visibles, comme pour les derniers de ces animaux, soit à une disposition particulière qui empêche de les constater rapidement, ainsi que cela se présente pour les *Astacus*, etc.

Il est évident que si le bâtonnet ne pouvait fonctionner normalement sans une enveloppe contractile, celle-ci devrait se rencontrer dans toute la série, ou tout au moins coïncider avec la supériorité organique ; l'observation montre cependant qu'il n'en est rien. Quant à ces stries, qu'offrent souvent les bâtonnets, et auxquelles je viens de faire allusion, doivent-elles être considérées comme représentant un revêtement musculeux ? Je ne le pense pas, et je crois que leurs caractères physiques, l'ac-

(1) Gegenbaur, *loc. cit.*, p. 369, fig. 98 C.

(2) La plupart des auteurs qui se sont occupés de l'anatomie de l'Écrevisse ont représenté ses bâtonnets comme absolument lisses.

tion que leur font subir certains réactifs, obligent à les interpréter tout différemment.

Ainsi que je le rappelais tout à l'heure, ces stries, très-visibles dans plusieurs des espèces qui seront décrites ici, sont, en revanche, beaucoup moins apparentes sur divers types, où souvent il est très-difficile de les découvrir. Le Crustacé le plus fréquemment étudié par les anatomistes, l'*Astacus fluviatilis*, en est un fort bon exemple : Müller (1), tout en s'attachant à la description des principales variétés de pigment, etc., qu'on trouve chez l'Écrevisse, n'y signale aucune trace de striation, et les auteurs qui se sont occupés plus récemment du même sujet n'en font nulle mention (2). Un examen rapide, l'emploi trop exclusif et trop précipité de la glycérine, ne permettent effectivement pas toujours de reconnaître la présence de ces stries, faciles à distinguer lorsqu'on adopte certains procédés de préparation et de dilacération ; le pigment, d'un violet noirâtre, qui entoure les bâtonnets, masque leur coloration propre et leur striation que l'emploi de l'eau distillée ou de l'iodosérum fait reconnaître promptement. On constate alors que les corps bacillaires offrent une coloration propre, sur laquelle je reviendrai lorsque je m'occuperai spécialement des *Astacus*, et présentent des stries régulièrement espacées, se comportant de la manière suivante avec les principaux réactifs :

L'*acide acétique*, si fréquemment et si utilement employé pour faire apparaître les stries musculaires, donne ici des résultats tout différents, et, sous son influence, le bâtonnet se gonfle et prend un aspect finement granuleux.

L'*acide azotique*, l'*acide chlorhydrique*, qui permettent de décomposer la fibre musculaire en disques superposés, sont sans action, tandis que la macération dans le sérum iodé ou dans l'eau distillée amène la séparation du bâtonnet en segments discoïdes.

(1) Müller, *loc. cit.* (*Zur vergleichenden Physiologie der Gesichtsinnes*. Leipzig, 1826.

(2) Voy. Lemoine, *Anatomie de l'Écrevisse*, 1868. — Leydig, *Histologie de l'Homme et des Animaux*, trad. franç., 1866. — Boll, in *Centralbl.*, 1872, etc.

En employant l'*acide hyperosmique* dans les conditions indiquées par Max Schultze, c'est-à-dire à l'état concentré, on voit le bâtonnet prendre une teinte brune et générale, sur laquelle se détachent des bandes annulaires, noirâtres, qui se succèdent à intervalles égaux.

La *teinture ammoniacale de carmin*, employée avec les précautions convenables, colore d'une manière intense le bâtonnet, dont les réactions ne sont pas moins nettes avec le *picrocarminate d'ammoniaque*, etc.

Je ne veux pas multiplier les exemples, et je pense que ceux-ci suffiront à montrer combien il est difficile, en présence des faits observés, de partager l'opinion de l'école allemande sur la signification des stries du bâtonnet, et combien l'observation se prête peu à l'idée d'une gaîne musculaire représentée par ces marques extérieures (1). Faut-il en conclure que l'état actuel de l'anatomie générale nous interdise d'accorder une autre signification à cette apparence du corps bacillaire? Je ne le pense pas, et j'estime au contraire que certaines découvertes, réalisées durant ces dernières années, peuvent nous servir utilement dans la recherche du véritable déterminisme qui doit s'appliquer à ces faits.

Si nous ne devons procéder qu'avec la plus grande circonspection à tout rapprochement général entre la structure de l'œil dans les divers groupes du Règne animal, du moins ne nous est-il pas interdit de demander aux nombreux travaux dont l'histologie comparée s'est récemment enrichie, les résultats qui peuvent jeter quelque lumière sur telle ou telle partie de nos études. A ce point de vue, je crois pouvoir rappeler certaines découvertes qui sont venues compléter l'histoire du bâtonnet chez les Vertébrés, pour les rapprocher ensuite des faits qui viennent d'être énoncés.

Les éléments de la membrane de Jacob (bâtonnets et cônes) se subdivisent réciproquement en segment interne et segment

(1) Voy. Joannes Chatin, *De l'interprétation des stries du bâtonnet optique chez les Crustacés* (*l'Institut*, 14 juin 1876, p. 189).

externe (1) ; le premier est strié longitudinalement, et cet aspect se retrouve dans le segment externe, mais ce dernier présente en outre une striation transversale qui correspond à autant de segments discoïdaux et superposés. Sur les bâtonnets des Batraciens, ces faits peuvent s'observer à l'état frais (2) ; mais, en général, on peut en accélérer la manifestation en traitant les éléments par l'eau, le sérum dilué, l'acide chromique, l'acide hyperosmique, etc. : on voit alors le bâtonnet se résoudre en de nombreuses rondelles d'une épaisseur variable (0μ,4 à 0μ,8) (3), et sur lesquelles on aperçoit des cannelures longitudinales correspondant aux stries longitudinales du bâtonnet (4) ; aussi ces segments ont-ils été justement comparés à de petites roues dentées.

On ne peut s'empêcher de comparer ces résultats à ceux qui viennent d'être fournis par l'étude de l'élément bacillaire des Crustacés, se séparant en lamelles, et nous pouvons maintenant expliquer aisément cette striation du bâtonnet, que la plupart des auteurs ont négligée ou faussement interprétée. Rien n'est, au reste, plus simple que de s'assurer de cette subdivision en lamelles sur le bâtonnet de l'Écrevisse, des Squilles, etc., et de se convaincre ainsi que cet élément peut offrir une évidente striation (5), sans que

(1) J'ai précédemment rappelé quelle distinction pouvait être faite, sous ce rapport, entre les bâtonnets et les cônes des Vertébrés.

(2) Surtout en faisant usage de la lumière oblique.

(3) Je ne puis citer ici tous les auteurs qui se sont occupés de ce sujet. — Voy. Max Schultze, in *Stricker's Handbuch*, p. 1000, etc. — Idem, *Zur Anatomie und Physiologie der Retina*, Bonn, 1866. — Krause, *loc. cit.* — Frey, *Traité d'histologie et d'histochimie.* — Voyez aussi le chapitre très-complet et fort intéressant de Schwalbe : *Mikroskopische Anatomie der Sehnerven, der Netzhaut und des Glaskorpers; II. die Retina*, p. 400, fig. 32, etc. (*Handbuch der gesammten Augenheilkunde* von A. Graefe und T. Saemisch, 1874).

(4) Il est à peine besoin de rappeler que, d'après Max Schultze, la signification des stries longitudinales serait fort différente dans l'une et l'autre partie de l'élément : dans le segment interne, elles correspondraient à une structure fibrillaire ; dans le segment externe, ce seraient de simples cannelures superficielles, etc. (Max Schultze, *loc. cit.*)

(5) Je suis même porté à penser, d'après l'étude de divers Insectes, que cet

cette dernière se trouve forcément liée à la présence d'une musculature propre. L'existence de cette dernière, défendue par quelques auteurs, à l'égal des théories les mieux établies, n'aurait vraisemblablement jamais acquis une pareille importance si l'on s'était borné à l'exacte observation des faits (1).

§ 4. — Du filament de Ritter chez les Crustacés.

On a récemment décrit, dans le bâtonnet de certains Insectes, un filament axile que l'on a cru pouvoir désigner ainsi, et j'aurai à indiquer, dans la suite de cette étude, un petit nombre de types qui m'ont offert, au moins en apparence, une semblable disposition ; mais a-t-elle la valeur que lui attribuent quelques zoologistes, et convient-il de l'assimiler complétement au « filament de Ritter » et de lui en donner le nom? Tels sont les deux points que je dois discuter immédiatement.

Il y a déjà plusieurs années que l'on a signalé, dans les bâtonnets des Arthropodes, un pareil caractère, et les filets nerveux indiqués par Landois dans le *Gastropacha Rubi*, etc. (2)

élément peut en outre présenter une striation longitudinale, mais je me borne à mentionner ce point, n'ayant à m'occuper ici que des Crustacés.

(1) Les résultats exposés dans ce chapitre viennent de recevoir une pleine confirmation par les beaux travaux de Boll. Dans une communication faite devant la Société philomathique de Paris, le 27 mai 1876, je faisais connaître la constitution du bâtonnet optique des Crustacés, formé essentiellement de disques empilés (voy. *l'Institut*, 1876, n° 178), et j'insistais sur les relations étroites que cette disposition établissait entre les bâtonnets optiques des Arthropodes et les bâtonnets des Vertébrés. Or, cinq mois plus tard, l'éminent professeur de l'université de Rome arrivait, de son côté, à admettre l'existence générale « d'une substance caractéristique composée de lamelles en couches superposées » qui, dans la rétine des Vertébrés, forme les articles externes des bâtonnets, » et, dans l'œil des Invertébrés, forme des éléments (les bâtonnets des Céphalopodes et les bâtonnets optiques des Arthropodes) physiologiquement équivalents. » (Boll, in *Monatsbericht der wiss. Akad.* Berlin, séance du 23 novembre 1876.)

(2) Voyez les différents mémoires cités, en particulier le mémoire de M. Gottsche (*Muller's Archiv für Anatomie*, 1852), le travail de Claparède et les planches qui l'accompagnent (*Zeitschrift für Zoologie*, 1860, t. X, pl. XIII, etc.).

témoignent d'une évidente parenté avec le filament qui nous occupe ; à leur terminaison se trouve même un renflement, mais ce dernier, ou bien n'est autre chose que le cône cristallin, ou bien n'existe réellement pas et répond simplement à une disposition spéciale des pièces constituantes du bâtonnet : c'est dire que le tracé normal n'est pas modifié et que le corps réfringent se trouve en connexion avec les tubes nerveux. Or, cette disposition pourra se présenter avec des degrés variables et des détails différents; ce filament ou ces cylindres-axes pourront s'arrêter à une hauteur plus ou moins grande ou disparaître même, selon les types examinés, sans que l'organisation générale de l'appareil visuel en soit notablement modifiée et surtout sans que nous devions nous appliquer à retrouver ici, dans un détail secondaire, une analogie directe et immédiate avec ce qui s'observe chez les Vertébrés.

L'observation des faits ne confirme donc pas, dans la généralité des cas, l'existence d'un filament central ; il convient de remarquer, du reste, que ces comparaisons, ces rapprochements précipités et presque toujours dangereux, contre lesquels on ne saurait trop s'élever en se reportant à tous les mécomptes et à toutes les erreurs qu'ils ont causés, seraient encore moins justifiés ici qu'en aucun autre sujet, le filament de Ritter devant être rangé au nombre des particularités anatomiques les plus douteuses. La discussion, même sommaire, des opinions contradictoires qu'il a fait naître, m'entraînerait à retracer l'histoire de la rétine des Vertébrés, qui ne saurait trouver place ici ; mais, en présence des travaux qui, mentionnant le filament de Ritter chez les Arthropodes, lui ont donné une importance nouvelle et une relation immédiate avec le sujet qui m'occupe, je suis obligé de rappeler les principales notions actuellement acquises sur l'existence et la valeur de ce filament.

Ritter, dont le nom s'y trouve justement rattaché, car il a consacré à son étude un grand nombre de travaux (1), a vu ses

(1) Ritter, in *Bericht*, 1855, et *Archiv für Ophthalmologie*, 1859, 1861, 1862, 1864, 1865. — Idem, *Die Structur der Retina*. Leipzig, 1864. — Idem, *Sur la*

conclusions tantôt confirmées, tantôt combattues par les divers anatomistes contemporains qui se sont également occupés de la question et appartiennent, pour la plupart, à l'école allemande. Ses observations ont porté sur des yeux de Baleine en partie détruits par la gelée, puis conservés dans l'acide chromique, etc. (1). De telles conditions générales permettent de concevoir, en principe, quelques doutes sur la valeur des résultats obtenus; certaines circonstances seraient de nature à confirmer cette opinion : ainsi, dans le cours des mêmes études, Ritter n'a pu distinguer les parties antérieure et postérieure des cônes, dont la différence est pourtant facile à établir, etc.

En 1863, Schiess indique, chez la Grenouille, le Coq, la Chèvre, un filament central (2) dont l'existence semblait dès lors généralisée dans l'embranchement des Vertébrés; toutefois la technique suivie par cet histologiste oblige à faire quelques réserves sur ses conclusions.

Bien plus irréprochables paraissent les recherches de Manz (3) et de Hulke (4), qui, la même année (1866), décrivent le filament de Ritter, le premier chez la Grenouille, le second dans divers Batraciens. Ces résultats sont d'autant plus curieux que, quelques années auparavant, Hulke publiait un travail spécial sur la rétine de divers Vertébrés à sang froid, et déclarait ne pouvoir y trouver la disposition dont il s'agit (5).

Une note de la traduction française de Leydig semble confirmative des résultats de Ritter (6), et doit être rapprochée

couche granuleuse interne et externe de la rétine (*Annales d'oculistique*, t. LI, p. 181, Bruxelles, 1864).

(1) Pour être impartial, il convient de rappeler que L. Wecker recommande l'étude du *Balæna Mysticetus*, dont il dit avoir tiré les meilleurs résultats.

(2) Schiess, *Beitrage zur Anatomie der Retinastäbchen* (*Henle's Zeitschr. für rat. Med.*, 1863, XVIII, p. 130).

(3) Manz, *Die Ganglienzellen der Froschnetzhaut* (*ibid.*, 1866, t. XXVII, p. 233); voy. aussi son mémoire publié dans le même recueil (1860), p. 301.

(4) Hulke, in *Journal of Anatomy and Physiology*, 1866.

(5) Hulke, *Ophthalm. Hosp. Rep.*, 1864, t. IV.

(6) Leydig, *Traité d'histologie de l'Homme et des Animaux*, trad. Lahillonne, 1866, p. 273.

des conclusions de Hensen, qui admet, de la façon la plus absolue, l'existence du filament central, et semble même en fixer définitivement les caractères (1) ; un mémoire de Hasse fournit des observations également favorables (2). Puis, comme s'il fallait que nous restions dans une incertitude perpétuelle sur cette question, la même année voit paraître un important mémoire dans lequel Max Schultze déclare que le filament de Ritter n'existe nullement, et qu'une altération seule détermine l'apparence qui a trompé de si nombreux anatomistes (3).

Je ne puis mentionner les nombreux travaux que Krause a consacrés, depuis 1860, à l'examen de ces questions; je rappelle seulement que dans une note publiée en 1868, et dans laquelle sont résumées les diverses opinions antérieures comparées aux résultats fournis par ses propres recherches, il semble peu disposé à admettre la réalité du filament de Ritter (4). De même Zencker pense que ce prétendu cylindre-axe doit être attribué à une simple différence de réfraction entre la partie périphérique du bâtonnet et sa région centrale.

M. Sappey, dont la description minutieuse résume toute les recherches importantes pour l'histoire de la rétine, ne mentionne même pas le filament de Ritter, et ses belles planches n'en indiquent nulle trace (5). Wundt représente, à la vérité, un prolongement qui traverse tout l'article interne du bâtonnet

(1) Hensen, in *Wirchow's Archiv*, t. XXXIV, p. 475. Cet anatomiste, non content de retrouver un filament de Ritter, dit en avoir observé jusqu'à trois dans le segment externe. Il convient, toutefois, de rappeler qu'il a cherché assez ingénieusement à concilier la disposition indiquée par Ritter avec la subdivision du segment en lamelles.

(2) Hasse, *Beitrage zur Anatomie der menslichen Retina* (*Zeitschrift für rat. Medicin*, 1867, t. XXIX, p. 238). — Voy. aussi Krause, *Die membrana fenestrata der Retina*, Leipzig, 1868, et *Goetting. Nachricht.*, VII.

(3) Max Schultze, *Ueber Stäbchen und Zapfen der Retina* (*Arch. für mikrosk. Anat.*, 1867, t. II, p. 215). — Voy. aussi *Stricker's Handbuch*. — Schwalbe (*Handbuch von Graefe und Saemisch*, 1874) rapporte l'apparence de ce filament axile à de simples différences chimiques ou optiques (*loc. cit.*, p. 402).

(4) Krause, in *Schmidt's Jahrbucher der in und ausländischen gesammten Medicin*. Leipzig, 1868.

(5) Sappey, *Traité d'anatomie descriptive*, 1871, t. III, p. 753 et suiv., fig. 679, 680.

et le décrit comme « analogue au cylindre-axe », mais il ne paraît y attacher qu'une médiocre valeur (1).

Frey avoue n'avoir pu le retrouver (2), et, dans une thèse assez récente, M. Mathias Duval se borne à l'indiquer comme une disposition « dont la présence est encore bien douteuse » (3).

Telles sont les phases par lesquelles a passé l'histoire du *filament de Ritter*, et telles sont les pièces principales du débat dont le terme approche. On sent bien que je n'ai nullement à y prendre part, et encore moins à conclure sur une question complétement en dehors de mon sujet; mais, et cette considération seule m'a déterminé à rappeler cette longue série de recherches trop souvent opposées, est-il bien prudent d'attribuer au bâtonnet des Arthropodes un caractère si vivement contesté chez les Vertébrés, et dont l'interprétation, tout au moins, peut être admise de manières si diverses?

Il suffit, pour apprécier la réserve que comporte une semblable question, d'examiner les résultats auxquels conduit l'observation d'un certain nombre de Crustacés pris dans les différents groupes de la classe. On a pu s'apercevoir, par les lignes précédentes, de l'hésitation avec laquelle j'indique, dans les Arthropodes, l'existence d'un filament rittérien; l'impartialité m'oblige donc à mentionner immédiatement un type sur lequel j'ai cru le rencontrer, et dont l'étude m'aurait peut-être fait admettre l'existence de cette disposition, si j'avais limité mes recherches à une seule espèce. Il s'agit d'une Cypridine, assez commune à Marseille, le *Cypridina messinensis*. Lorsqu'on examine ses bâtonnets, on découvre, vers leur région centrale, un filament qui tantôt s'arrête vers leur milieu, tantôt s'avance jusqu'à la rencontre du cône où se voit également une ligne

(1) Wundt, *Physiologie humaine*, trad. franç., 1871, p. 452, fig. 88.

(2) Frey, *Traité d'histologie et d'histochimie*, annoté par M. le professeur Ranvier, 1872, p. 755.

(3) Mathias Duval, *Structure et usages de la rétine*, p. 36, etc. (*Thèse d'agrégation à la Faculté de médecine de Paris*, décembre 1872).

Schiess, qui s'est de nouveau occupé de la question, semble confirmer les vues de Ritter, Manz, etc.; pour lui, le bâtonnet posséderait une structure semblable à celle d'un filet nerveux (Schiess, in *Zeitschrift für rat. Medicin*, 1872).

axile. Pour ce dernier, le doute n'est pas permis, et l'on acquiert bientôt la certitude que la ligne centrale représente simplement le plan suivant lequel se rencontrent les pièces qui, originairement distinctes, se sont réunies pour former le cône (1). En est-il de même pour le bâtonnet proprement dit, ou bien doit-on lui reconnaître un filament propre? La question, je le répète, serait des plus délicates si l'on n'examinait que cette espèce, tandis que par l'étude de quelques autres types on peut aisément la résoudre : l'*Isæa nicea*, par exemple, offre une semblable ligne se terminant même par une sorte de renflement, disposition qui s'explique aisément, non par la considération des idées que Ritter lui-même n'a jamais étendues aux Arthropodes, mais par l'application des découvertes organogéniques de Claparède et de Landois. Toute la série des Paguriens (*Pagurus*, *Eupagurus*, *Paguristes*, etc.) se prête à de semblables constatations faciles à vérifier sur la plupart des Crustacés. Je pense donc que les notions fournies par l'étude du développement suffisent amplement à expliquer la structure de leurs bâtonnets, sans qu'il soit nécessaire d'invoquer, peut-être fort imprudemment, des résultats dont la valeur a soulevé des discussions d'autant plus passionnées qu'ils se rapportent généralement non à des réalités anatomiques, mais à de simples différences dans les caractères optiques ou chimiques des éléments bacillaires (2).

(1) Joannes Chatin, *Sur la structure du bâtonnet optique chez les Crustacés* (*Comptes rendus de l'Académie des sciences*, séance du 27 novembre 1876).

(2) Voyez, pour l'histoire et la discussion de ce *Ritter'sche Faser*, les travaux cités plus haut et le chapitre de Schwalbe, in *Handbuch von Graefe und Saemisch*, 1874, p. 401, et *passim*. On y trouvera un résumé concis, mais fidèle, des idées allemandes qui, on pourra s'en convaincre, sont loin d'être favorables à l'existence de ce filament.

Au moment même où ces pages s'impriment paraît un nouveau mémoire de Hannover. On y trouve un historique assez complet de la question et une critique aussi consciencieuse qu'autorisée des diverses opinions qui ont été successivement professées à l'égard du filament rittérien. Pour juger de la valeur que lui accorde l'éminent observateur, il suffit de citer sa conclusion : « En ce » qui me concerne, dit-il, je considère la fibre de Ritter comme un produit arti- » ficiel, qui ne peut même pas servir à jeter du jour sur la structure propre des » bâtonnets. » (Hannover, *la Rétine de l'Homme et des Vertébrés*, 1877, p. 144.)

§ 5. — La gaîne pigmentaire et le pigment du bâtonnet.

Si tous les auteurs qui se sont occupés de l'œil des Arthropodes y ont relevé l'existence d'un pigment abondant et ont même déploré, d'une manière unanime, les obstacles qu'il apportait à leurs observations, il faut reconnaître que la plupart se sont bornés à des indications fort vagues, sans apporter aucune notion bien précise sur la nature même de ce pigment. Les plus scrupuleux ont décrit, soit des « cellules pigmentaires (1) », soit une « couche granuleuse », mais de fait ils ont négligé trop complétement cette partie du sujet, ou, voulant trouver ici l'analogue d'une véritable choroïde, se sont laissés entraîner à d'imprudentes généralisations (2).

Leur excuse est d'ailleurs dans les conditions mêmes où ils se plaçaient généralement, car j'ai pu constater par moi-même combien il était difficile de reconnaître le mode de localisation de la matière pigmentaire chez un animal adulte ou sensiblement élevé dans la série.

Cette recherche devient au contraire bien plus aisée lorsqu'on étudie des jeunes ou qu'on s'adresse à des espèces dégradées. On constate alors que les gaînes pigmentaires, déjà différentes par leur origine multicellulaire des mêmes parties chez les Vertébrés, s'en distinguent également par leur forme : dans ces derniers animaux la colonne à six pans et de faible hauteur se montre comme le type fréquent, sinon général; ici au contraire la gaîne sera beaucoup plus allongée, mais arrondie, comme cylindrique, rarement polyédrique. La partie initiale, qui répond à la région externe du même revêtement dans les Vertébrés, offre seule cette apparence; quant à la por-

(1) Voy. Claparède, *loc. cit.* (*Zeitschrift für wissensch. Zoologie*, 1860, t. IX, p. 203).

(2) Au nombre des anatomistes qui ont cru pouvoir admettre l'existence d'une couche choroïdienne se retrouvant sensiblement avec les mêmes caractères dans l'ensemble de la série, il faut citer Dugès et Müller; leurs idées sont encore admises dans certains traités modernes (voy. Nunneley, *On the Organs of Vision; their Anatomy and Physiology*, 1858, p. 272).

tion terminale, elle est représentée par un certain nombre de prolongements qui montent sur les faces des cônes, et leur forment des calices analogues à ceux qui ont été jadis décrits par Hannover autour des éléments de la membrane de Jacob. Cette relation, de même que précédemment la structure lamelleuse du bâtonnet, témoigne d'affinités remarquables entre ces parties, et peut fournir un lointain mais nouvel argument aux anatomistes qui rapportent à la rétine, non plus à la choroïde, ce *stratum pigmenti*, en même temps qu'elle établit de nouveau la profonde exactitude du terme d'« yeux rétiniens » que M. Milne Edwards appliquait récemment aux organes dont je m'occupe (1) et que tout concourt à justifier.

Considérées en elles-mêmes, ces cellules sont remplies de granulations qui leur donnent leur couleur propre, et présentent diverses formes ; on y rencontre aussi quelquefois de rares gouttelettes graisseuses.

Je crois devoir rappeler ici que dans plusieurs Crustacés (*Astacus*, *Squilla*, etc.), le bâtonnet offre une teinte particulière et distincte de celle qui est propre à la gaîne pigmentaire : le fait est assez facile à mettre en évidence chez l'Écrevisse, dont les corps bacillaires présentent une teinte rose tendre, tandis que les cellules pigmentaires sont colorées en brun-noirâtre (2). On comprend toute l'attention qu'il convient d'accorder à cette disposition, lorsqu'il s'agit de recherches d'une certaine nature, telles, par exemple, que celles dont Boll a récemment publié les résultats.

Les cellules pigmentaires sont limitées, dans les animaux que j'ai observés, aux seules régions périphériques des bâtonnets qu'elles abandonnent à une distance plus ou moins grande de la cornée, sans d'ailleurs tapisser la face profonde de celle-ci, comme on l'a cru durant longtemps, malgré les assertions fort

(1) H. Milne Edwards, *Leçons sur la physiologie et l'anatomie comparées de l'Homme et des Animaux*, 1876, t. XII, p. 235, etc.

(2) D'après Newport (cité par Leydig, *Histol.*, p. 299), chez l'*Astacus pellucidus*, qui vit dans la caverne mammouthique, le pigment ferait défaut.

exactes de Marcel de Serres (1) ; dans quelques types, le revêtement pigmentaire ne dépasse même pas la portion basilaire des bâtonnets (2).

Le tableau suivant indique la coloration de cette gaîne chez quelques-uns des Crustacés étudiés dans le cours des présentes recherches :

Espèces.	Couleur du pigment.
Notopterophorus elongatus	Rouge vif.
Epimeria, var. sp.	Rouge vif.
Eurynome aspera.	Rouge brun.
Apus cancriformis.	Brun violacé.
Squilla Desmarestii.	Brun.
Paguristes maculatus.	Brun.
Galatea strigosa.	Brun.
Isæa nicea.	Brun noirâtre
Caprella acanthifera	Brun noirâtre.
Cypridina, var. sp.	Noir.
Lichomolgus elongatus.	Jaune.

Ces exemples suffisent à montrer la variété que le pigment peut présenter dans ces teintes et ne les indiquent que partiellement : ainsi divers observateurs ont établi que cette matière pouvait être d'un beau vert chez quelques espèces, d'un bleu éclatant dans certaines autres, etc. (3).

(1) Marcel de Serres, *loc. cit.* — L'histoire de la « choroïde » des Invertébrés n'est pas moins confuse que celle des autres parties de l'œil ; je n'y insiste pas, afin d'éviter les détails dans lesquels m'entraîneraient l'examen et la discussion des opinions qui ont été successivement défendues, et je me borne à rappeler que les perpétuels rapprochements établis entre les Mollusques, les Arachnides, les Crustacés et les Vers d'une part, et les Vertébrés d'un autre côté, ont constamment produit sur ce sujet, comme sur tant d'autres, les plus déplorables résultats.

(2) Ces espèces méritent d'être rapprochées, à ce point de vue, des Phronimes étudiées par Pagenstecher (*Archiv fur Naturgesch.*, 1861, p. 29, pl. I et II).

(3) Voy. Milne Edwards, *Histoire des Crustacés*. — Siebold et Stannius, *Anatomie comparée*, t. I. — Leydig, *Traité d'histologie*. — Leuckart, *loc. cit.* (in *Graefe und Saemisch's Handbuch*). Etc.

CHAPITRE VI.

ÉTUDE DU BATONNET OPTIQUE CHEZ DIVERS TYPES DE LA CLASSE DES CRUSTACÉS (1).

ASTACUS FLUVIATILIS, Latr. (2).

De tous les Crustacés, celui-ci a été le plus fréquemment étudié, aussi doit-on s'étonner de trouver son histoire anatomique encore si peu avancée, malgré le nombre et la valeur des travaux qui lui ont été consacrés. Pour s'en convaincre, il suffit de se reporter aux notions acquises aujourd'hui sur la constitution de ses bâtonnets optiques.

On sait comment, sous les noms de « cônes » et de « filaments du nerf optique », Müller (3) a décrit nos cônes et bâtonnets actuels, s'attachant bien plus à la comparaison des diverses variétés de pigment qu'aux caractères propres des éléments. Gottsche (4), Leydig (5) même, ne sont guère moins vagues. M. Lemoine (6), dans son travail, plus récent et plus complet, semble encore trop exclusivement guidé par les mêmes préoccupations que ses devanciers.

Que les facettes cornéennes soient réellement quadrilatères ou hexagonales, que telle partie mérite le nom de cristallin ou celui de corps vitré, que les teintes du pigment soient insensiblement graduées ou qu'elles passent brusquement de l'une à l'autre, ce sont autant de questions d'une importance fort secondaire et d'une discussion bien stérile; ce qui importe

(1) L'ordre dans lequel ces espèces seront examinées ici est celui qui permet de saisir le mieux la succession des divers états sous lesquels se présente le bâtonnet.

(2) Fig. 1-4.

(3) Müller, *loc. cit.*

(4) Gottsche, *Beitrag zur Anatomie und Physiologie des Auges der Krebse und Fliegen* (*Müller's Archiv*, 1852, p. 483).

(5) Leydig, *loc. cit.*

(6) Lemoine, *loc. cit.*

davantage, c'est d'établir avec précision les caractères et les relations du corps bacillaire.

Au-dessous de la cornée sont les cônes de forme ovalaire, et dans lesquels certains observateurs, dominés par les résultats constatés (?) chez les Insectes, ont voulu retrouver deux zones représentant, l'une le corps vitré, l'autre le cristallin.

A ces cônes (1) succèdent des bâtonnets assez allongés et que les auteurs s'accordent à décrire comme de simples filaments brunâtres, sans leur attribuer aucune de ces tuniques musculeuses dont ils ont pourvu si généreusement les bâtonnets de la plupart des Arthropodes, et sans y mentionner même aucune trace de stries. De fait, une observation rapide, l'emploi trop exclusif et trop précipité de la glycérine, expliquent ce silence ; il s'impose surtout lorsqu'on opère sur des animaux morts depuis quelque temps et chez lesquels le pigment, diffluant de toutes parts, ne permet plus de reconnaître nettement la structure des bâtonnets.

On y parvient au contraire de la manière suivante : Sur un animal vivant, on ampute l'œil d'un coup de ciseaux, puis on isole rapidement les bâtonnets dans une goutte d'eau distillée, ou mieux dans une goutte de liquide cavitaire obtenu en ponctionnant un des anneaux abdominaux de l'Écrevisse. On distingue alors, avec un grossissement de $\frac{300}{1}$ à $\frac{400}{1}$, d'élégants bâtonnets colorés en rose pâle, striés en travers et séparés par leurs gaînes pigmentaires. Il y a donc loin de cet état à celui que je rappelais précédemment d'après les auteurs. Si l'observation se prolonge ou si l'on ajoute un excès de liquide, on voit les bâtonnets se séparer en segments discoïdaux, répondant aux stries transversales.

L'acide osmique peut également ici, comme pour les autres types qui vont être étudiés, rendre d'excellents services, soit que l'on désire constater la nature propre du bâtonnet, soit qu'on veuille corroborer ainsi les résultats relatifs à la signi-

(1) On peut assez facilement reconnaître les quatre pièces, sensiblement piriformes, qui entrent dans leur constitution. (Voy. Leydig, *Zum feineren Bau der Arthropoden*, in *Archiv. für Anatomie*, 1855, pl. 17, etc.)

fication des stries bacillaires. Pour cette dernière recherche, j'ai suivi la méthode suivante, peu différente de celle qui avait été adoptée, dans des cas fort analogues, par Schultze et par M. le professeur Ranvier : Sur un œil qui vient d'être enlevé à l'animal vivant, je pratique une coupe parallèle au grand axe ; puis, sur la masse des bâtonnets ainsi mis à nu, et prenant toutes les précautions nécessaires, je porte une goutte de la solution *concentrée* d'acide hyperosmique ; la lame porte-objet est ensuite recouverte par une petite cloche de verre pouvant s'y appliquer exactement. Quelques instants après, la préparation est lavée avec de l'eau distillée pour enlever l'excès d'acide ; la masse des corps bacillaires est dilacérée lentement dans la glycérine étendue d'un tiers d'eau distillée ; le tout est recouvert avec une lamelle mince. Observant alors avec l'objectif n° 7 de Verick (l'objectif n° 6 est même parfois suffisant), on constate de la manière la plus nette, sur ces bâtonnets de l'Écrevisse, des stries noires également distancées et séparant le filament bacillaire en une suite de petits disques empilés qui répondent aux segments que l'emploi de l'eau ou du liquide cavitaire permet de séparer si rapidement (1).

Je crois inutile d'insister sur l'importance de ces résultats, qui déterminent la valeur réelle des stries du bâtonnet et permettent de distinguer nettement les diverses parties que nous allons retrouver dans les Crustacés dont l'étude va suivre.

Homarus vulgaris, Edw. (2).

L'examen de ce type fournit des résultats tellement comparables à ceux de l'Écrevisse, que je dois me borner à les indiquer, sous peine de retracer ici les mêmes particularités qui viennent d'être énoncées.

(1) Ces faits, communiqués l'an dernier à la Société philomathique (séances des 8 avril et 27 mai 1876) et à la Société de biologie (séances des 6 et 13 mai 1876), ont été récemment confirmés par Boll (voy. in *Monatsbericht*, 1876, note présentée à l'Académie des sciences de Berlin par Dubois-Reymond, au nom de Boll, dans la séance du 23 novembre).

(2) Fig. 5.

Les bâtonnets offrent encore une coloration propre, mais répondant à une teinte plus pâle que dans l'*Astacus fluviatilis;* ils possèdent des stries assez faciles à distinguer et se trouvent entourés par des gaînes pigmentaires d'un brun foncé.

Lorsque ces corps ont été placés dans l'eau distillée, le liquide cavitaire ou l'iodosérum, on les voit se décomposer en segments empilés; une compression légère et convenablement graduée hâte le phénomène dans des proportions notables (1).

L'emploi de la glycérine pure doit être encore évité, car il détermine une rétraction du bâtonnet, qui se recroqueville sur lui-même, entouré de sa gaîne pigmentaire, de sorte qu'on se trouve dans l'impossibilité d'apprécier ses caractères propres.

SQUILLA DESMARESTII, Risso (2).

Les Squilles peuvent être comptées au nombre des rares Crustacés chez lesquels, en dehors de l'Écrevisse, on ait cherché à examiner la structure de l'œil; la plupart des espèces se prêtent effectivement fort bien à de semblables études et traduisent un type d'organisation supérieure, comme on va pouvoir en juger par les détails suivants empruntés à l'une des Squilles les plus communes de la Méditerranée.

Sur une coupe verticale de l'œil durci dans l'alcool, l'acide chromique, etc., on voit (3) d'abord la cornée (4) formée de deux zones (5), l'une extérieure et presque anhiste (6), l'autre interne et formée de lamelles superposées qui donnent à ce segment un aspect stratifié (7); des bandes sombres s'élèvent

(1) Il convient de faire usage du grossissement déjà indiqué (ocul. n° 1, object. n° 6 de Verick).

(2) Fig. 6-9.

(3) Fig. 6.

(4) Fig. 6 *a*, *b*.

(5) Id.

(6) Fig. 6 *a*.

(7) Fig. 6 *b*. Les Squilles, et surtout le *S. Desmarestii*, permettent de reconnaître très-facilement cette structure, indiquée du reste chez les Crustacés décapodes par divers auteurs (voy. Lemoine, *loc. cit.*, etc.).

perpendiculairement à ces lamelles et les traversent dans les intervalles correspondant aux bords des bâtonnets sous-jacents.

Le cône, situé au-dessous de cette zone cornéenne, affecte une forme cylindro-conique assez constante (1). Les cellules de Semper perdent de bonne heure tout caractère distinct et pourraient être aisément méconnues, si l'on se bornait à l'étude de l'animal adulte. — Sur les bords du cône se prolongent les cellules de la gaîne pigmentaire (2) dont les caractères spéciaux persistent ici plus longtemps que dans la plupart des cas.

Le bâtonnet proprement dit (3), assez mince dans sa portion inférieure (4) ou initiale, ne tarde pas à se renfler lorsqu'il arrive dans le voisinage du cône (5), mais on ne trouve pas chez le *S. Desmarestii* de renflement débutant brusquement comme dans plusieurs autres Crustacés; le bâtonnet y augmente progressivement de volume, de façon à entourer largement, par sa portion ainsi dilatée, la base du cône qui lui est superposé (6). J'ai pu constater souvent, mais non constamment, une subdivision du bâtonnet en « fibres », lesquelles étaient moins grêles que dans les types où j'aurai bientôt l'occasion de les décrire.

Dans cette espèce, comme chez les *Astacus*, etc., on remarque de nombreuses variations dans le mode de coloration du pigment, qui se montre tantôt avec une teinte rouge éclatante, tantôt avec une couleur brune fort sombre, abstraction faite de l'aspect particulier du bâtonnet proprement dit.

Galatea strigosa (7).

Par le volume de leurs yeux, par la complication de ces organes et la différenciation des éléments qui les composent,

(1) Fig. 7 *a*.
(2) Fig. 7 *c*.
(3) Fig. 7 *b*.
(4) Fig. 7. Le bâtonnet devient même parfois filiforme vers son extrémité inférieure, mais le fait est rare chez le *S. Desmarestii*.
(5) Fig. 7.
(6) Id.
(7) Fig. 10-13.

les Galatées doivent être rangées au nombre des types les plus intéressants de la série (1).

Chez le *Galatea strigosa*, que je décris plus spécialement en raison des dispositions caractéristiques de ses bâtonnets, on observe, sur la coupe verticale de l'œil, au-dessous d'une cornée assez épaisse et lamelleuse, une couche de cellules analogues à celles qu'on rencontre, avec la même situation, dans les types voisins et que l'on reconnaît aisément pour les cellules de Semper (2). Ici donc, comme en un certain nombre d'autres espèces, ces éléments persistent, encore distincts, alors que les facettes cornéennes d'une part, et les cônes réfringents d'un autre côté, sont déjà nettement constitués et différenciés.

Au-dessous de cette zone cellulaire qui se distingue facilement par son aspect réfringent et hyalin, se trouvent les cônes (3), dont les dimensions sont assez considérables ; leurs faces supérieures, sensiblement planes, sont limitées par les cellules de Semper avec lesquelles ces parties présentent d'étroites connexions. Vers le centre du cône, dans son axe, si je puis m'exprimer ainsi, on peut facilement, par une variation convenable de l'éclairage, apercevoir la ligne d'intersection des pièces constituantes. Une observation rapide pourrait induire en erreur sur l'interprétation de cette ligne et la faire considérer comme un filament central, indépendant du cône ; un examen attentif ne permet pas de conserver une semblable opinion. La partie inférieure du cône est sensiblement effilée et se trouve reçue dans la portion voisine du bâtonnet.

Ce dernier (4), fort grêle en général dans sa portion initiale ou inférieure (5), ne tarde pas à augmenter rapidement de volume et à prendre une forme plus ou moins prisma-

(1) Voy. Gottsche, *Beitrag zur Anatomie und Physiologie des Auges der Krebse und Fliegen* (*Müller's Archiv.*, 1852, t. XI, p. 483 et suiv.).

(2) Fig. 10 *a*.

(3) Fig. 10 *b*.

(4) Fig. 10 *c*, etc.

(5) Id.

tique (1) ; il offre parfois un ou deux renflements terminaux (2), et j'ai toujours vu le corps bacillaire se séparer, dans cette région, en un certain nombre de laciniations (3) qui répondent aux « fibres » de quelques auteurs allemands et sont le plus souvent représentées par quatre ou cinq bandelettes très-minces qui accompagnent le cône jusque vers le tiers de sa portion inférieure.

Tout le bâtonnet montre des stries régulièrement espacées et qui sembleraient, au premier abord, indiquer l'existence de cette tunique musculeuse qu'on s'attend à rencontrer chez tous les Arthropodes, lorsqu'on se reporte à la lecture de certains mémoires ; mais ici, pas plus qu'en aucun autre des types que j'ai examinés, je n'ai pu constater le moindre caractère qui fût favorable à cette manière de voir.

Le pigment est brunâtre et présente, soit dans sa constitution propre, soit dans son mode de localisation, des détails fort semblables à ceux que j'ai signalés dans les Squilles et les Paguriens ; il est donc inutile d'y insister.

Je ne saurais trop recommander l'étude des Galatées aux observateurs désireux d'apprécier les rapports et la valeur des diverses parties du bâtonnet optique, et je leur conseille de s'aider dans leurs recherches du secours des réactifs colorants et particulièrement du picrocarminate d'ammoniaque, sous l'influence duquel les différentes zones (cornée, cellules de Semper, cône, etc.) prennent des teintes particulières et capables de les faire distinguer aisément (4).

(1) Fig. 10 et 12.
(2) Id.
(3) Fig. 13.
(4) Au sujet de ces détails de préparation, je rappellerai que chez les Galatées, comme dans les Paguriens, et mieux encore que chez la plupart de ces derniers, on peut, en opérant avec précaution, séparer la cornée des cellules de Semper qui demeurent accolées à la face supérieure du cône réfringent. Cette préparation n'est pas sans quelque importance, car elle permet d'apprécier avec exactitude l'épaisseur des facettes cornéennes, auxquelles on pourrait être tenté d'ajouter la zone de Semper ; l'usage du picrocarminate doit d'ailleurs mettre en garde contre une semblable interprétation.

Pagurus striatus, Latr. (1).

Dans ce genre, comme dans les deux suivants, les bâtonnets optiques se présentent avec une organisation suffisamment compliquée pour qu'on puisse ranger à ce point de vue les Paguriens parmi les Crustacés supérieurs.

Au-dessous d'une cornée assez épaisse et dont les facettes répondent généralement à la forme hexagonale, se trouve la zone des cellules de Semper, demeurant distinctes durant assez longtemps, surtout si l'on se rappelle les résultats fournis par l'examen de divers autres types. Il est aisé de distinguer ces cellules de la couche cornéenne par l'emploi de certains réactifs, comme le picrocarminate d'ammoniaque; celui-ci colore effectivement en rose les éléments de Semper, tandis que les facettes cornéennes prennent une teinte jaune très-prononcée. Examinées à un fort grossissement et suivies aux divers âges, ces cellules se présentent avec des caractères très-semblables à ceux que les histologistes allemands ont reconnus chez les Insectes (2).

Ensuite, viennent les cônes (3), réfractant fortement la lumière et de forme assez variable, tantôt ovoïdes, tantôt prismatiques. Ces corps se colorent en rose par le picrocarminate. Vers leur centre se voit souvent une ligne qu'on ne saurait nullement assimiler au filament de Ritter : elle doit être rapportée au plan d'intersection des pièces constituantes du cône qui, distinctes dans l'origine, se sont réunies pour former ce dernier.

Au-dessous du cône se trouve le bâtonnet (4) proprement dit, lequel se colore en brun par le picrocarminate. Il présente des stries fort régulières (5) et dont la symétrie même s'opposerait déjà à l'hypothèse d'une tunique formée de faisceaux muscu-

(1) Fig. 15-16.
(2) Voy. Claparède, *loc. cit.* — Landois, *loc. cit.*, etc.
(3) Fig. 15 *a*.
(4) Fig. 15 *b*.
(5) Fig. 15.

laires, si l'observation, convenablement variée, ne permettait de rejeter cette interprétation. Le bâtonnet s'amincit peu à peu jusqu'à son extrémité inférieure, presque toujours assez effilée.

Une gaîne pigmentaire, colorée en marron très-foncé, entoure ce bâtonnet et se prolonge avec ses laciniations supérieures jusque sur les bords du cône; cette disposition rappelle beaucoup celle que Claparède a décrite chez le *Sphinx Euphorbiæ* (1).

EUPAGURUS PRIDEAUXII, Leach (2).

On retrouve dans ce genre des dispositions presque identiques à celles que le *Pagurus striatus* vient de nous présenter.

La cornée, à facettes hexagonales, recouvre des bâtonnets dont la zone supérieure est formée par les cellules de Semper aussi faciles à reconnaître dans ce type que dans l'espèce précédente (3).

Les cônes (4), de forme constamment ovoïde, sont assez volumineux et montrent ce filament axile sur la discussion duquel je crois inutile de revenir. — Les bâtonnets (5) qui supportent ces corps réfringents se divisent dans leur voisinage en plusieurs « fibres » ou laciniations, tandis que leur portion inférieure est fort amincie (6); des stries régulièrement espacées décorent ces bâtonnets colorés en brun par d'abondants granules pigmentaires.

PAGURISTES MACULATUS, Heller (7).

Je ne saurais m'étendre longuement sur ce type, sous peine de répéter les détails qui viennent d'être donnés au sujet des

(1) Claparède, *loc. cit.*
(2) Fig. 14.
(3) Fig. 14 *a*.
(4) Fig. 14 *b*.
(5) Fig. 14 *c*.
(6) Id.
(7) Fig. 17[a], 17[b], 17[c], 17[d].

deux Crustacés précédents; aussi crois-je devoir me borner à quelques indications générales.

Au-dessous de la cornée et de la couche de Semper (1), se trouvent des cônes elliptiques dont les bords sont recouverts par la gaîne pigmentaire.

Les bâtonnets (2), beaucoup plus allongés que dans les *Eupagurus* et *Pagurus*, sont de même plus grêles à leur extrémité inférieure qu'à leur terminaison et sont striés transversalement (3).

Le pigment, fort abondant, est brunâtre.

Apus cancriformis, Schäff (4).

On sait à quelles discussions ont donné lieu les yeux de ce curieux Crustacé, considérés au point de vue morphologique; je n'ai pas à les examiner ici sous ce rapport, et dois me borner à l'étude de leurs bâtonnets.

Le segment supérieur ou cône est de forme ovoïde ou elliptique (5); ses pièces constituantes demeurent ici plus longtemps distinctes que dans la plupart des types, et l'on remarque autour du cône une abondance de granules pigmentaires qui n'est pas fréquente dans la série des Crustacés et rapproche ce type de certains Insectes tels que le *Sphinx Euphorbiæ*, si bien étudié par Claparède (6).

Le bâtonnet (7) répond au contraire au type le plus commun chez les animaux qui m'occupent : il est grêle dans sa portion inférieure, notablement renflé dans sa région terminale et présente des stries régulièrement espacées, mais qu'il est parfois difficile de reconnaître en raison du pigment qui les entoure.

(1) Ces cellules sont distinctes durant moins longtemps que chez les types voisins.

(2) Fig. 17*a*, 17*b*.

(3) Id.

(4) Fig. 18-19.

(5) Fig. 18 *a*.

(6) Claparède, *loc. cit.*

(7) Fig. 17 *a*.

Ce dernier est formé de granules arrondis et d'un brun très-foncé.

EURYNOME ASPERA, Leach (1).

Dans ce type, d'une réelle importance puisqu'il établit en quelque sorte le passage entre les Parthénopes et les *Maïa*, on observe des yeux petits et enfoncés dont la structure présente essentiellement les mêmes caractères que chez les espèces voisines : au-dessous d'une cornée dont l'épaisseur est assez faible et dont les facettes sont régulières et symétriques, se trouvent des bâtonnets dont les portions initiales et terminales sont profondément différentes l'une de l'autre ; la première, augmentant peu à peu de diamètre, se montre régulièrement striée, tandis que la seconde, fort réduite, est presque sphérique.

Les éléments bacillaires sont séparés les uns des autres par un pigment rouge brunâtre.

CYPRIDINA MESSINENSIS, Cls (2).

Cette espèce si curieuse par son mode de vie, et étudiée par divers zoologistes (3), est assez abondante dans le golfe de Marseille, comme l'a montré M. le professeur Marion, à qui je dois d'en avoir pu étudier plusieurs individus.

Les yeux sont volumineux, mais le pigment y est tellement abondant, qu'il constituerait un grave obstacle pour les observations, si la potasse et les autres réactifs analogues ne permettaient d'y obvier dans une certaine mesure. Avec leur secours et par une dissociation convenable, on arrive à isoler les bâtonnets, qui se présentent alors avec les caractères suivants :

(1) Fig. 19 *b*.
(2) Fig. 20-22.
(3) Costa, *Fauna del regno di Napoli*, pl. IV, etc. — Claus, *Ueber die Organisation der Cypridinen* (*Zeitschrift für wiss. Zoologie*, 1865, t. XV, p. 143 et suiv.).

Les cellules de Semper ne conservent que durant fort peu de temps leur autonomie, et l'animal est encore à un âge peu avancé, qu'il est déjà fort difficile d'y distinguer ces éléments. Le cône réfringent est tantôt ovalaire, tantôt plus ou moins prismatique (1), différences imputables principalement à des variations dans le contour extérieur, car sa structure intime ne change pas, et l'on y retrouve toujours la ligne d'intersection des pièces constituantes : cette disposition est même assez évidente pour qu'en regardant le cône par sa face supérieure, on croie voir deux lentilles plan-convexes réunies selon leurs faces planes.

Le bâtonnet proprement dit est effilé inférieurement, parallélipipédique dans sa région terminale, où il présente parfois un renflement notable et, plus souvent, une subdivision en fibres assez analogue à celle qui s'observe chez le *Galatea strigosa ;* il offre des stries régulièrement espacées et qui ne sauraient être rapportées à une gaîne musculaire.

On voit souvent dans la portion inférieure de ce bâtonnet une sorte de filament central que l'on pourrait être tenté de prolonger jusqu'à la terminaison du cône et qui n'est réellement que la ligne d'intersection des pièces originelles. Ce filament est-il, en effet, indépendant et central dans le àtonnet, ou bien n'y représente-t-il, comme dans le cône, qu'un plan répondant aux faces contiguës des pièces constituantes? Ces deux opinions sembleraient tout d'abord pouvoir se soutenir également, et je dois avouer que la situation de ce fil s'arrêtant à l'union des deux tiers inférieurs du bâtonnet avec le tiers supérieur (2), la coloration rouge vif que lui donne le picrocarminate, seraient autant de motifs pour reconnaître dans le *Cypridina messinensis* un des rares types qui permettraient de croire à l'existence d'une fibre de Ritter chez les Arthropodes, si les détails

(1) Fig. 21 *a*, 22.

(2) Le rapport indiqué ici a été obtenu en comparant entre elles les diverses observations et prenant la moyenne de leurs résultats ; il varie effectivement en de certaines limites, et souvent on voit le filament se prolonger jusqu'à l'union des trois quarts inférieurs du bâtonnet avec son quart supérieur ; dans d'autres cas il répondra aux quatre cinquièmes inférieurs, etc.

rappelés précédemment n'obligeaient, sous ce rapport, aux plus grandes réserves.

Le pigment est d'un brun noirâtre; il se présente sous forme de petits grains arrondis et contenus dans les cellules qui accompagnent le bâtonnet durant tout son parcours.

Les relations générales du bâtonnet avec le nerf optique et la cornée diffèrent peu de ce qu'elles sont dans la plupart des types étudiés précédemment; pour ce qui regarde ce dernier rapport, je crois devoir relever une disposition assez curieuse de la cornée, qui forme, non pas de simples facettes, mais plutôt des sortes de revêtements convexes extérieurement et concaves intérieurement, c'est-à-dire sur celle de leurs faces qui confine au cône réfringent (1).

TYPTON SPONGICOLA, Costa (2).

Cette espèce, parasite de diverses Éponges, présente, en raison même de son genre de vie, un intérêt tout particulier.

Au-dessous d'une cornée se traduisant extérieurement par des facettes hexagonales, bien que son épaisseur soit des plus minimes et sa constitution des plus simples, se trouvent des éléments dont la structure peu compliquée indique une organisation assez dégradée.

Le cône est représenté par un corps réfringent qui pourrait être figuré par deux pyramides accolées suivant leurs bases et à sommets mousses. Il est reçu dans la portion supérieure d'un bâtonnet sur lequel on ne trouve plus trace de stries, et vers le centre duquel on voit une ligne (3) qui s'avance à une hauteur variable et doit évidemment être considérée comme le plan d'intersection des pièces constitutives du corps bacillaire.

Une gaîne pigmentaire, colorée en brun médiocrement foncé,

(1) En faisant usage d'un assez fort grossissement (ocul. n° 2, object. n° 8 de Verick), on peut reconnaître dans le revêtement cornéen une structure réellement feuilletée.

(2) Fig. 23.

(3) Id.

entoure le bâtonnet et se maintient, avec les mêmes caractères, jusque sur les bords du cône.

La composition de ces bâtonnets est, on le voit, des plus rudimentaires ; on y retrouve bien encore les parties essentielles, mais l'absence de stries, la différenciation presque nulle de la cornée comparée au tégument général, tout indique que l'on se trouve en présence d'une des formes les plus simples de la série carcinologique, au moins pour ce qui regarde l'organe visuel.

Lysianassa spinicornis, Costa (1).

Tout en rentrant, par l'ensemble de leurs caractères, dans le tracé général des bâtonnets étudiés déjà chez différents types, ceux du *Lysianassa spinicornis* semblent se rapprocher surtout des mêmes éléments examinés dans l'*Isæa nicea;* la description suivante permettra d'en juger.

Au-dessous d'une cornée qui n'est, en réalité, qu'un tégument à peine modifié, se trouvent des cônes de forme variable (2), tantôt et généralement pyramidaux, tantôt irrégulièrement ovoïdes. On découvre bientôt la ligne qui correspond aux faces internes des corps primitivement séparés et plus tard réunis pour former le cône. Non-seulement cette ligne est des plus visibles, mais souvent même on aperçoit vers son milieu une portion renflée et d'aspect foncé. Est-ce le « bouton terminal » d'un filament de Ritter qui traverserait l'ensemble du corps bacillaire et s'y terminerait ainsi ? Si l'on s'en tient à l'observation de certains états, on serait assez facilement entraîné vers une semblable hypothèse ; mais la comparaison des divers bâtonnets représentés montre qu'il existe ici une disposition analogue à celle que Claparède (3) et Landois (4) ont signalée chez

(1) Fig. 24.
(2) Id.
(3) Claparède, *loc. cit.*
(4) Landois, *loc. cit.*

les Insectes et que j'ai précédement indiquée dans divers Crustacés.

Pour ce qui est du bâtonnet proprement dit, il est sensiblement renflé dans sa portion supérieure (1), cylindrique ou prismatique sur le reste de son étendue. Vers son centre, on retrouve la ligne axile sur laquelle je viens d'insister, et dont il est par conséquent inutile de discuter de nouveau la signification.

Une gaîne pigmentaire remplie de grains brunâtres entoure le bâtonnet. Ici, comme chez quelques autres types, la teinte de ces granules n'est pas absolument uniforme et varie entre le brun noirâtre et le rouge faiblement foncé.

Ainsi que je le disais au début de cette description, le *Lysianassa spinicornis*, par la forme et les relations de son bâtonnet, par l'existence d'une ligne axile semblant se terminer par un renflement supérieur, mérite d'être rapproché de l'*Isæa nicea*, et l'étude de ce dernier permet d'expliquer des dispositions qui pourraient donner lieu à des hypothèses bien diverses.

Isæa nicea, Thor. (2).

Chez ce Gammaride que l'on trouve abondamment dans le port de la Joliette, les yeux sont d'un volume médiocre et pourvus d'un pigment brun noirâtre; leur aspect extérieur ne fait rien prévoir qui soit particulièrement remarquable, et cependant je connais peu de types dont l'étude histologique soit aussi intéressante et aussi fructueuse.

Au-dessous du tégument cornéen se trouvent des bâtonnets d'une forme assez particulière, mais rentrant néanmoins, comme on va le voir, dans le tracé général. La portion basilaire, grêle et effilée, montre vers son centre une sorte de filament qui, parvenu à l'extrémité de la colonnette bacillaire, s'épanouit

(1) Fig. 24.
(2) Fig. 25-26.

en un corps renflé et ovalaire (1). Au-dessus de cette dilatation se trouve le cône (2), dont la forme est celle d'un prisme triangulaire à sommet tronqué et dans lequel on retrouve les lignes d'intersection sur lesquelles j'ai précédemment, et à diverses reprises, appelé l'attention. La moindre traction suffit pour détacher ici le cône du bâtonnet, comme dans la plupart des Arthropodes. Les bâtonnets sont revêtus de gaînes pigmentaires qui leur donnent une teinte brune-noirâtre et dont on peut étudier assez facilement les cellules propres.

Voici donc un Crustacé qui paraît présenter au centre de ses bâtonnets un filament central, et chez lequel certains zoologistes ne manqueraient pas, en conséquence, de décrire une fibre de Ritter, si l'on se reporte à quelques publications récentes sur les Insectes. Mais cette apparence d'une ligne axile ne subsiste que dans la portion inférieure du bâtonnet, et bientôt on la voit s'élargir rapidement ; il n'y a donc rien ici qui soit semblable à ce qu'a figuré Ritter, et l'on a simplement sous les yeux une des quatre pièces qui se sont réunies pour former le bâtonnet : seulement, cette pièce apparaît de champ et dans son ensemble, tandis que les autres pièces se montrent de profil. Que l'on compare cette disposition à celle que Claparède a signalée chez certains Insectes, particulièrement dans le *Dytiscus marginalis* (3), et l'on constatera la plus complète analogie entre l'une et l'autre.

Ceci prouve une fois encore combien il est indispensable de multiplier et de varier les observations, et combien il est inutile de recourir à des rapprochements fort discutables pour expliquer des faits que l'examen histologique et histogénique suffit amplement à élucider.

(1) Fig. 25.

(2) Fig. 25 *a*. — La forme de ces cônes est très-variable, comme j'ai pu le constater maintes fois, et ainsi que M. Catta l'a remarqué également dans une série de recherches taxinomiques dont il a bien voulu me communiquer les résultats.

(3) Claparède, *loc. cit.*

Notopterophorus elongatus, Kr. (1).

Cette espèce, à laquelle le bourgeonnement des zoonites de la femelle donne un aspect si particulier, se rencontre à l'état de parasite, ou tout au moins de commensal, dans l'*Ascidia mamillata*. Elle présente dans la constitution de son œil des dispositions aussi rudimentaires qu'on peut les imaginer, mais on y retrouve les caractères essentiels signalés dans les types précédents.

Chaque œil se résume en un bâtonnet et un cône recouverts par une cornée que l'on ne saurait distinguer réellement du tégument ambiant. Le cône, de forme ovoïde, offre, d'une part le corps réfringent (*corps cristallinien*, *Kristallkorper*, etc.), et d'autre part, entourant celui-ci, une gaîne pigmentaire assez développée (2); les lignes d'intersection des pièces, originairement séparées, n'y sont plus distinctes dès un âge peu avancé; mais il en est autrement pour le bâtonnet proprement dit, où l'on découvre une ligne axile des plus nettes (3).

Si l'on ne considérait cet œil qu'à certaines périodes de son développement, on serait tenté d'y admettre la présence d'une sorte de cylindre-axe se terminant par une extrémité dilatée; un examen plus méthodique et convenablement varié montre qu'il existe simplement ici la même disposition que chez les Articulés étudiés par Claparède (4) et par Landois (5): l'observation directe, comme l'application des réactifs, se trouve en complet désaccord avec l'hypothèse qui voudrait retrouver chez ces êtres le filament de Ritter.

Le *Notopterophorus elongatus* offre donc un réel intérêt; c'est, au point de vue où je dois me placer, un type bien dégradé, plus dégradé même que l'*Isæa nicea*, et pourtant on retrouve ici les mêmes caractères fondamentaux indiqués chez

(1) Fig. 27 *a* et 27*b*.
(2) Id.
(3) Id.
(4) Claparède, *loc. cit.*
(5) Landois, *loc. cit.*

les Crustacés supérieurs, qu'on se borne à de simples études anatomiques, ou qu'on cherche, méthode infiniment plus scientifique et plus sûre, à les corroborer par l'observation organogénique. Évidemment certains détails manquent, les stries, par exemple ; mais, outre que leur absence peut nous les faire considérer comme indiquant une différenciation plus complète de la substance bacillaire, et comme témoignant d'une supériorité morphologique du bâtonnet, nous voyons qu'elles n'influent pas sensiblement sur la constitution générale de ce dernier. Ces faits sont importants à relever ; car, avec les *Epimeria*, les *Lichomolgus*, nous allons assister à une rapide simplification organique, et nous aurions quelque peine à rattacher ces types aux Crustacés supérieurs, si des formes telles que les *Isæa* ou les *Notopterophorus* ne venaient nous présenter des états intermédiaires et capables de relier en une sorte de série continue des types qui sembleraient parfois très-différents si l'on se bornait à les étudier séparément.

Caprella acanthifera, Leach (1).

Les yeux, petits et de forme presque circulaire, renferment de nombreux bâtonnets dans lesquels il est aisé de reconnaître deux parties : l'une inférieure ou basilaire, véritable bâtonnet, l'autre supérieure ou terminale, qui représente le cône réfringent (2).

La première, presque constamment cylindrique, offre en outre un filament qui peut être considéré comme l'analogue de celui que M. Künckel a décrit chez les Volucelles (3) et sur l'interprétation duquel je crois inutile de revenir. Quant à la portion supérieure, elle forme une sorte de calotte bombée et dont la convexité semble varier avec les éléments que l'on examine.

Les bâtonnets sont entourés par des gaînes pigmentaires d'un brun assez intense.

(1) Fig. 28, 29.
(2) Fig. 28 *c*, 29 *a*.
(3) Künckel, *loc. cit.*

L'œil du *Caprella acanthifera* pourrait se prêter à de nombreuses considérations et à des rapprochements intéressants : lorsqu'on l'observe dans son ensemble, après avoir diminué par les réactifs convenables l'intensité du pigment, on lui reconnaît une réelle analogie avec l'organe visuel de certains Vers, tels que les *Dasychone;* lorsqu'on examine, au contraire, non plus l'œil étudié dans la totalité de ses éléments, mais un bâtonnet isolé, on ne peut s'empêcher de lui accorder une affinité morphologique des plus évidentes avec les bâtonnets de certains Crustacés supérieurs (*Astacus*, *Homarus*, etc.). Qu'on supprime, chez ces derniers, quelques légers caractères extérieurs, et l'on aura un élément fort semblable à celui des Caprelles. Ceci suffit à montrer, d'une part combien les appréciations peuvent varier sur un même point, et d'un autre côté combien il est indispensable de multiplier les observations, soit en elles-mêmes, soit dans leurs sujets, si l'on veut être assur éd'obtenir des résultats aussi précis qu'il est possible.

Epimeria nov. sp., Catta (1).

L'espèce de ce genre que j'ai surtout étudiée, et dont l'étude fournit de très-intéressants résultats, n'a pas encore été déterminée exactement au point de vue zoologique; toutefois cette lacune sera bientôt comblée par M. Catta, qui en poursuit l'étude descriptive. J'ajoute qu'elle vit en parasite sur le *Suberites domuncula*, Nardo, ce qui en permettra facilement la recherche aux anatomistes désireux de l'examiner.

Avec ce petit Amphipode, nous arrivons à une simplification organique dépassant considérablement celle qui s'indiquait déjà chez les *Typton*, *Isæa*, *Notopterophorus*, etc. Au-dessous d'une mince couche cornéenne distincte par sa situation plutôt que par ses caractères propres, on trouve une série de pièces accolées les unes aux autres et se terminant inférieurement au nerf optique. Au premier abord, on ne découvre qu'un amas, d'ailleurs peu considérable, de pièces brillantes; mais en les

(1) Fig. 30-34.

examinant plus attentivement, on constate que chacune d'elles présente une forme particulière (généralement ovoïde) et se trouve reçue dans une sorte de gaîne qui s'élève à une hauteur variable sur les flancs du cône, puis s'amincit en arrière pour se relier au ganglion (toujours fort réduit ici) du nerf optique : cette gaîne est colorée par un pigment rouge vif (1).

Ces dispositions ne sauraient évidemment être séparées de celles qui ont été indiquées chez les types précédents : sans s'arrêter aux variations dans la structure de la cornée, variations relevées depuis longtemps, on doit remarquer la complète similitude qui existe entre ces corps réfringents et les « cônes » des autres Crustacés. La gaîne pigmentaire entoure bien réellement encore un véritable bâtonnet dans sa portion inférieure, et si l'on examine des individus peu développés, si l'on atténue l'intensité du pigment par l'emploi des alcalis, on voit une ligne centrale parcourant une étendue plus ou moins grande dans la région inférieure. Cette ligne est la même qui a été décrite plus haut chez diverses espèces, et nous voyons que le bâtonnet de ces dernières se retrouve encore ici, mais considérablement simplifié. On ne distingue effectivement plus, chez l'*Epimeria*, les stries bacillaires; le renflement terminal du bâtonnet manque complétement, et le cône n'offre ni tache centrale, ni rien qui rappelle (au moins chez l'adulte) les pièces décrites par Landois et Claparède dans les Insectes, retrouvées chez les Crustacés, comme on l'a vu précédemment. Je me borne à mentionner en ce moment ces faits sur lesquels j'aurai à revenir dans les chapitres consacrés à l'étude des Vers.

D'autres espèces d'*Epimeria*, tout en offrant des dispositions semblables, présentent un pigment brunâtre et non plus rougeâtre; chez d'autres il est presque noir. Aussi crois-je devoir signaler de pareilles dissemblances aux taxinomistes, lorsqu'ils entreprendront l'étude de ce genre qui appelle une complète révision zoologique.

(1) Fig. 30-34.

Lichomolgus elongatus, Thor. (1).

Sur le manteau de l'*Ascidia mamillata*, on distingue souvent de petits points blancs dus à la présence d'une espèce de Copépode (*Lichomolgus elongatus*) qui y vit en parasite, et doit prendre place à la suite des *Epimeria*, en raison du mode de constitution de ses bâtonnets optiques.

La peau s'incurve simplement au-dessus de l'œil (2), s'y différenciant d'nne façon presque inappréciable et offrant ainsi un très-bon exemple de forme intermédiaire entre une cornée véritable et un tégument non modifié.

Au-dessous de ce revêtement bien simple, comme on le voit, se trouvent deux pièces (3) de forme prismatique et réfractant fortement la lumière (4) ; chacune d'elles est reçue dans une sorte de gaîne qui va s'amincissant à mesure qu'elle approche de son extrémité initiale et inférieure (5). Les caractères de cette portion vaginale obligent à la considérer comme l'analogue du bâtonnet proprement dit (6) ; un pigment jaune, à grains assez volumineux, entoure le bâtonnet et s'élève à une hauteur variable sur la périphérie du cône.

La structure des yeux du *Lichomolgus elongatus* est, on le voit, fort semblable à celle que nous avions rencontrée chez l'*Epimeria ;* elle est même plus rudimentaire, comme le prouve le nombre très-réduit des bâtonnets. A ce point de vue, les *Notopterophorus* pourraient être placés auprès des *Lichomolgus ;* mais ils s'en écartent par la constitution propre du bâtonnet, qui y présente une différenciation assez semblable à celle qu'on observe dans certains types supérieurs. Les rapports des bâton-

(1) Fig. 35.
(2) Id.
(3) Très-rarement il y en a plus de deux.
(4) Fig. 35 *a*.
(5) Fig. 35.
(6) Id.

nets avec la gaîne pigmentaire, qui leur est inférieurement commune, rapprochent les *Lichomolgus* des *Ampelisca* (1).

En résumé, les espèces qui viennent d'être étudiées nous montrent de la manière la plus évidente une réelle dégradation pour tout ce qui concerne l'organisation du corps bacillaire et de ses annexes. Ces détails méritent une attention d'autant plus grande que nous allons les retrouver identiques ou fort comparables dans certains types du groupe des Vers.

SECONDE PARTIE.

VERS.

CHAPITRE VII.

INTRODUCTION. — HISTORIQUE.

En assignant au groupe des Vers les limites les plus étendues qu'on puisse lui accorder, en y comprenant les Annélides, les Helminthes, les Turbellariés mêmes, il est aisé de constater combien sont élémentaires les notions que l'on possède touchant l'existence et l'organisation de leurs organes visuels.

Cuvier (2) n'en fait nulle mention; de Blainville (3) les indique seulement dans des lignes tellement vagues, qu'on ne saurait en tirer aucune conclusion profitable. Pourtant, dès le début du XIXe siècle, quelques observateurs avaient porté leur attention sur ce sujet. Ainsi Ranzoni étudie les yeux du *Phyllodoce maxillosa* (4), et Otto fait connaître les mêmes organes dans l'*Aphrodita heptacera* (5).

Carus (6) leur consacre un court prssage se rapportant

(1) Voy. Spence Bate and Westwood, *History of the British Crustacea*, t. I, p. 128.

(2) Cuvier, *Leçons d'anatomie comparée*, 1re et 2e édit.

(3) De Blainville, *loc. cit.*

(4) Ranzoni, *Opuscoli scientif.*, t. I. Bologne, 1817.

(5) Otto, *Conspectus Animalium*, etc., p. 16. Vrastilaviæ, 1817.

(6) Carus, *loc. cit.*

moins à leur structure qu'à leur situation. Ehrenberg (1) et Focke (2) publient, à la même époque, des mémoires relatifs aux Planariens, etc., mémoires dans lesquels se trouvent quelques détails bien observés. Mais ce sont surtout les points oculiformes qui préoccupent alors les zoologistes et les entraînent vers de longues recherches généralement peu fructueuses (3).

Gruithuisen décrit plus complétement les yeux du *Naïs proboscidea* (4) et les représente comme des particules de pigment enveloppées d'un « parenchyme sensible », description trop vague pour être acceptée, et qui, de fait, se trouve bientôt combattue par Müller (5). Ce dernier commence par rappeler les rares travaux publiés sur le même sujet, puis décrit très-exactement les connexions des yeux et du nerf optique. La même précision ne se retrouve malheureusement plus dans l'étude particulière des yeux : Müller s'y méprenant étrangement et semblant uniquement soucieux d'établir une analogie complète entre les organes visuels des Vertébrés et ceux des Invertébrés.

Un mémoire de Dujardin (6) indique la situation des yeux chez quelques Annélides, mais ne saurait être placé que bien au-dessous des autres travaux dus à cet habile observateur.

Pour trouver des faits minutieusement observés et méthodiquement interprétés, il faut arriver aux travaux de M. de Qua-

(1) Ehrenberg, *Mittheil. aus d. Verhandl. d. Gesselsch. naturf. Freunde zu Berlin*, 1836, p. 2.

(2) Focke, *Ueber Planaria Ehrenbergii* (*Annalen des Wiener Museums*, 1836, t. I, p. 193).

(3) Weber, in *Meckel's Archiv*, 1827, p. 301, pl. III. — Brandt, *Medicin. Zoologie*, t. I, p. 251, pl. 29 A et B. — Wagner, *Lehrbuch d. Vergl. Anatomie*, 1835, p. 428. — Idem, *Lehrbuch d. spec. Physiologie*, 1843, p. 383. — Idem, *Icones Physiol.*, 1839, p. 28.

(4) Gruithuisen, in *Nov. Act. Acad. nat. curios*, t. XI, p. 242.

(5) Müller, *loc. cit.*

(6) Dujardin, *Observations sur quelques Annélides marins* (*Annales des sciences naturelles*, ZOOLOGIE, 2e série, 1839, p. 292, etc.). Voy. sur le même sujet, Rathke (*De Bopyro et Nereide*, p. 44), et Wagner (*Lehrbuch d. Physiol.*, p. 383).

trefages (1). Soumettant au contrôle d'une juste critique les résultats obtenus par ses devanciers, cet éminent zoologiste montre quelle a été leur erreur, lorsque, voulant sans cesse retrouver un appareil comparable dans tous ses détails à l'œil des Vertébrés, ils ont oublié que « l'organe visuel, comme tous » les appareils organiques, peut se simplifier, se dégrader, et » que c'est dans cet état que nous le retrouvons, même chez » les représentants élevés des types inférieurs (2). »

Examinant ensuite quelles pièces essentielles doit comprendre un œil capable de remplir sa fonction physiologique, M. de Quatrefages établit que ces « parties fondamentales sont toujours un « *cristallin* (3) et une *rétine* (4) ». Tels sont en effet les résultats fournis par l'observation, et les conclusions formulées dans cet important travail s'accordent entièrement avec celles auxquelles je me suis trouvé conduit par les présentes recherches.

Si l'on rapproche les divers types étudiés par M. de Quatrefages (5) et d'autres auteurs (6), on voit que, chez les Vers, il peut exister trois formes bien distinctes d'organes visuels.

1° L'œil, comme dans le *Torrea vitrea*, est remarquablement perfectionné et comprend une cornée, une sclérotique, une cho-

(1) De Quatrefages, *Comptes rendus de l'Académie des sciences*, 1844, t. XIX, p. 195. — Idem, *Etudes sur les types inférieurs de l'embranchement des Annelés ; Mémoire sur les organes des sens des Annélides* (*Annales des sciences naturelles*, 3e série, ZOOLOGIE, t. XIII, p. 25).

(2) De Quatrefages, *loc. cit.*, p. 31.

(3) M. de Quatrefages a prévenu toute interprétation erronée en déclarant qu'il prenait « le mot de *cristallin* dans une acception générale et comme dési- » gnant *l'ensemble de l'appareil réfringent*, appareil qui peut être plus ou » moins compliqué ».

(4) De Quatrefages, *loc. cit.*, p. 31.

(5) De Quatrefages, p. 34 et suiv.

(6) Krohn, *Zoologische und anatomische Bemerkungen über die Alciopen*, etc. (*Archiv. für Naturwiss*, 1845, t. I, p. 179). — Kroyer, *Bidrag til Kundskab. on Sabellerne* (*Kgl. Videnskab. Selskab. Forhandl.*, 1856). — Kölliker, *Ueber Kopfkiemer mit Augen an den Kiemen* (*Zeitschrift für wissensch. Zoologie*, 1858, t. I, p. 536). — Leydig, *Die Augen und neue Sinnesorgane der Egel* (*Archiv. für Anatomie und Physiologie*, 1868, p. 588). — Idem, *Traité d'histologie comparée*. — Claparède, *Annélides chétopodes du golfe de Naples*, 1868, et Supplément, 1870.

roïde, un corps vitré et une véritable rétine formée par l'épanouissement du nerf optique (1).

2° Chez divers Serpuliens, etc., on rencontre des yeux constitués par une ou plusieurs pièces réfringentes reçues dans une portion inférieure ou vaginale généralement allongée.

3° Dans les Polyophthalmes, les Amphicorines, etc., l'organe se résume en une ou plusieurs pièces analogues, mais entourées par une masse pigmentaire dont les contours sont indécis (2).

J'ai pu vérifier, à plusieurs reprises, combien étaient exactes ces dispositions que les beaux travaux de M. de Quatrefages nous ont, les premiers, fait connaître. Reprenant leur examen à un autre point de vue, j'ai recherché si, parmi ces types, il ne s'en rencontrerait pas qui offrissent, dans l'organisation de leurs organes visuels, des détails comparables à ceux qui viennent d'être fournis par l'étude des Crustacés. Je n'ai pas tardé à reconnaître que c'était dans la seconde des formes énumérées plus haut qu'il convenait de chercher une semblable analogie (3) ; c'est donc sur les Serpuliens et les animaux voisins qu'ont porté les observations dont je résume ici les principaux résultats.

CHAPITRE VIII.

CARACTÈRES GÉNÉRAUX DU BATONNET ET DU CÔNE DANS LES ESPÈCES EXAMINÉES.

Une constitution de plus en plus simple, une tendance marquée vers la dégradation organique, tels sont les caractères généraux et constants que présentent les yeux des Vers lorsqu'on les compare à ceux des Crustacés. Leur infériorité

(1) De Quatrefages, *loc. cit.*, *Histoire naturelle des Annelés marins et d'eau douce*, 1865, t. I, p. 91.

(2) Je néglige, à dessein, les taches simplement pigmentaires.

(3) Joannes Chatin, *Sur les bâtonnets optiques des Crustacés et des Vers* (*Mémoires de la Société de biologie*, 1876). — Idem, *Des relations qui existent entre les bâtonnets des Arthropodes et les éléments optiques de certains Vers* (*Comptes rendus des séances de l'Académie des sciences*, 1876).

morphologique est même tellement connue, que bien des zoologistes s'étonneront d'un pareil rapprochement, qui ne saurait être admis si l'on se bornait à la considération des Crustacés supérieurs, tandis qu'il est pleinement légitimé lorsqu'on se reporte aux caractères présentés par l'*Epimeria* et les types voisins.

Chez les Arthropodes dégradés, le bâtonnet renferme bien encore un cône réfringent et un bâtonnet proprement dit, mais l'un et l'autre sont, en quelque sorte, réduits à leurs parties essentielles; les « fibres », les « renflements terminaux », toutes ces dispositions qui témoignent d'une évidente supériorité fonctionnelle se traduisant par d'importantes différenciations morphologiques, seraient vainement cherchées ici. Or, que l'on compare ces éléments des *Epimeria* ou des *Lichomolgus* avec les mêmes pièces empruntées aux Sabelliens, Serpuliens, etc., et l'on constatera des caractères identiques : chez les uns et les autres, le cône, de forme généralement ovoïde, rarement prismatique (*Dasychone lucullana*), est supporté par un filament plus ou moins allongé, auquel on doit conserver encore, et d'une manière plus spéciale, le nom de bâtonnet. Celui-ci sera généralement effilé dans sa portion inférieure, et ce détail anatomique, reconnu dans la plupart des Arthropodes étudiés précédemment, sera surtout marqué chez les Vermilies (*Vermilia clavigera*, etc.).

Une gaîne pigmentaire, colorée de teintes diverses suivant les types (noirâtre, brun, rouge, jaunâtre, etc.), entourera ce bâtonnet et s'élèvera à des hauteurs variables sur les bords du cône réfringent. — Les relations du corps bacillaire avec le tégument fort peu différencié qui représente la cornée seront les mêmes que chez les Crustacés inférieurs; quant aux rapports de ces éléments avec les nerfs optiques, on sait avec quelle précision M. de Quatrefages les a décrits autrefois; mes recherches ayant constamment et pleinement confirmé ses propres résultats, je crois inutile d'insister sur ce point.

PSYGMOBRANCHUS PROTENSUS, Phil. (1).

Il suffirait d'étudier ce type pour se convaincre de l'analogie réelle qui existe entre les yeux de certains Vers et les éléments bacillaires des Arthropodes. Les yeux branchiaux de cette Serpule sont effectivement formés par une pièce dans laquelle il est aisé de reconnaître deux portions, l'une supérieure, réfringente (2), répondant au « cristallin » des auteurs, et que nous ne pouvons décrire que par le même nom qui a été précédemment assigné à la même partie chez les Crustacés ; l'autre, inférieure, allongée, colorée par une gaîne pigmentaire d'un rouge orangé, et s'amincissant par son extrémité initiale (3). Ne doit-on pas considérer cette partie inférieure comme l'analogue du bâtonnet? Le doute semble difficile lorsqu'on rapproche ces dispositions de celles qui nous ont été offertes par les bâtonnets des Crustacés et, en particulier, des *Epimeria*, etc. (4).

PROTULA INTESTINUM, Lamk (5).

Ce Serpulien offre la plus grande ressemblance avec le *Psygmobranchus protensus*, en présentant toutefois une complication notable : l'œil n'est plus formé par un seul bâtonnet, mais par deux de ces pièces, et présente ainsi une disposition fort analogue à celle qui a été présentée par le *Lichomolgus elongatus*.

Le cône (6), de forme oblongue, est reçu dans la portion supérieure et légèrement renflée du bâtonnet vrai, lequel s'amincit vers son extrémité opposée, et est enveloppé d'une gaîne pigmentaire colorée en rouge éclatant (7).

(1) Fig. 36-38.
(2) Fig. 36 *a*, 37 *a*, 38.
(3) Fig. 36 *b*, 37 *b*.
(4) Voy. Joannes Chatin, *Sur les bâtonnets optiques des Crustacés et des Vers* (*Mémoires de la Société de biologie*, 1876).
(5) Fig. 39.
(6) Fig. 39 *a*.
(7) Fig. 39 *b*.

Ces pièces bacillaires, qui se montrent ici généralement au nombre de deux, se retrouvent avec les mêmes caractères, mais souvent en bien plus grand nombre dans le genre *Eupomalus*, où diverses espèces m'ont présenté parfois dix ou douze de ces bâtonnets juxtaposés.

Ce nombre est encore plus élevé chez les *Branchiomma* étudiés par Claparède (1), et dont l'examen histologique fournit des résultats analogues à ceux qui viennent d'être indiqués.

Dasychone Bombyx, Dalyell (2).

Ce type est un des plus intéressants pour l'étude comparée des bâtonnets optiques chez les Crustacés et les Vers ; il est propre aux grands fonds, et les individus que j'ai recueillis avec M. le professeur Marion se rencontraient par 40 mètres de profondeur sur les blancs coralligènes du golfe de Marseille (3).

Tandis que dans certains Serpuliens l'œil ne comprenait qu'une seule pièce bacillaire, tandis que chez les *Eupomalus* il en existe un grand nombre, ici au contraire l'organe présente trois ou quatre de ces éléments, dont la différenciation semble être portée plus loin que dans les types étudiés précédemment : les cônes (4), fortement convexes sur leur face antérieure ou externe, sont presque plans à leur face postérieure ou interne, et offrent ainsi la plus grande analogie avec les mêmes parties examinées chez certains Arthropodes.

La portion basilaire, que je désignerai ici, comme dans ces derniers, par le nom de bâtonnet, est élargie supérieurement, amincie inférieurement ; un épais pigment brun la colore d'une manière intense et s'avance même sur les bords du cône (5).

Telle est la structure des yeux branchiaux de ce *Dasychone* ; pour ce qui est des points situés sur les segments du corps et

(1) Claparède, *Annélides chétopodes du golfe de Naples*, supplément, 1870, pl. XIV, etc.

(2) Fig. 40-42.

(3) Travers de l'île de Ratonneau.

(4) Fig. 40 *a*, 42 *b*.

(5) Fig. 40, 42 *b*.

quelquefois décrits comme des yeux par certains observateurs qui pensaient y avoir découvert des « cristallins », je rappellerai que Claparède (1) s'était élevé déjà contre cette interprétation. Reprenant, à mon tour, leur étude histologique, j'ai pu m'assurer qu'il n'y avait dans ces taches aucune pièce réfringente qui fût comparable au « cône » des yeux véritables. Ce sont de simples taches pigmentaires entre lesquelles se trouvent des glandes hypodermiques. Dans les préparations exécutées trop hâtivement, la matière colorante se répand sur ces dernières, qui apparaissent alors comme des taches brillantes entourées de pigment, ce qui a fait croire à l'existence en ces points d'appareils visuels notablement perfectionnés.

Dasychone lucullana, Della Chiaje (2).

Il est assez intéressant de rapprocher de l'espèce précédente le *Dasychone lucullana* dont les zoonites possèdent des yeux normalement constitués.

Je mentionnais, à l'occasion du *D. Bombyx*, les détails histologiques qui s'opposent à ce qu'on accorde aux taches pigmentaires des segments une semblable valeur; aussi n'est-ce pas sans surprise que l'on constate sur les anneaux du *Dasychone lucullana* des organes dont il suffit de rappeler quelques caractères pour indiquer le rôle physiologique.

Sur chaque zoonite on trouve deux points facilement reconnaissables à l'abondance du pigment qu'ils renferment; en les examinant avec soin, et surtout en les traitant par le picrocarminate d'ammoniaque, on constate qu'ils comprennent, audessous d'un tégument sensiblement différencié, un certain nombre de pièces se composant chacune d'une partie réfringente et prismatique, reçue dans une gaîne que colore le pigment et qui s'effile progressivement dans sa partie inférieure.

Est-il possible de refuser à ces éléments une réelle analogie

(1) Claparède, *Annélides du golfe de Naples*, 1868, p. 428.

(2) Fig. 43-44.

avec les bâtonnets des Crustacés? Je ne le pense pas, et je crois que la comparaison des pièces bacillaires du *D. lucullana* et des mêmes parties chez certains Paguriens suffira pour légitimer ce rapprochement.

VERMILIA CLAVIGERA, Phil. (1).

Dans les différentes espèces de Vermilies qu'on rencontre sur les côtes de France, et qui se ressemblent assez constamment pour que je pense pouvoir me borner à la description de l'une d'entre elles, les yeux offrent une structure très-comparable à celle qui a été présentée par les Vers étudiés précédemment, et dans laquelle on retrouve également de nombreuses analogies avec les organes examinés chez les Crustacés.

Les yeux du *Vermilia clavigera* se reconnaissent surtout à la présence des corps réfringents qu'ils renferment et qui les font paraître comme autant de taches brillantes (2); lorsqu'on les examine attentivement et qu'on les compare entre eux, on constate qu'ils possèdent tantôt deux, et tantôt une seule de ces pièces qui, par leur situation, leurs caractères propres, etc., se rapprochent complétement des « cônes » des Crustacés, etc. Chacune d'elles est reçue dans une sorte de filament court et renflé vers sa terminaison, tandis qu'il s'allonge dans sa région opposée, où il acquiert même une ténuité supérieure à celle qui s'observe dans les types voisins ; un abondant pigment rouge orangé entoure ce bâtonnet.

Il suffit de comparer les éléments optiques de ce Ver avec les mêmes pièces étudiées chez les Crustacés inférieurs, pour constater leur étroite affinité. Celle-ci se trouve même accentuée dans cette espèce par différentes particularités, le bâtonnet s'effilant dans sa portion initiale, tandis que sa région supérieure offre généralement des dilatations analogues à celles que j'ai eu

(1) Fig. 45-48.

(2) Fig. 45 *a*, 46 *a*, 47 *a*, 48 *a*. Ils offrent même un miroitement analogue à celui que présentent, à l'état vivant, les yeux des *Pecten*.

l'occasion de signaler chez plusieurs Crustacés et que divers auteurs ont précédemment indiquées chez les Insectes (1).

CONCLUSIONS.

Si l'on cherche à résumer les principaux résultats consignés dans les chapitres précédents, on voit que le bâtonnet optique des Crustacés présente des caractères généraux qui demeurent constants dans l'ensemble de la classe, et des dispositions particulières ou d'importance variable, qui diffèrent selon les types examinés. Ceci suffirait déjà à montrer le danger de la méthode trop souvent suivie, et suivant laquelle l'observation de quelques Insectes pourrait fournir des résultats capables d'être étendus tout de suite à l'universalité des Arthropodes.

Limité extérieurement par la « cornée », confinant intérieurement au ganglion du nerf optique, le bâtonnet nous a présenté deux parties bien distinctes et dont les caractères, ainsi que la valeur, diffèrent notablement : l'une, interne et plus ou moins grêle, mérite de recevoir plus spécialement le nom de *bâtonnet;* l'autre, externe, courte, renflée, mais de forme variable, est le *cône.*

Il est inutile de rappeler ici les caractères généraux de ce dernier, et la signification de la ligne centrale dans laquelle on a voulu voir l'analogue du filament de Ritter; mais pour ce qui regarde le bâtonnet, j'insiste particulièrement sur la valeur qu'il convient d'attribuer à ses stries transversales, lesquelles n'indiquent nullement une tunique contractile, mais sont propres au bâtonnet qui peut être séparé en un certain nombre de disques ainsi délimités. Cette disposition établit une étroite parenté entre le bâtonnet optique des Articulés et le bâtonnet des Vertébrés (2).

Telle est, en résumé, la structure du bâtonnet considéré dans

(1) Straus-Durckheim, *loc. cit.* — Gegenbaur, *loc. cit.* — Leuckart, *loc. cit.* (in *Handbuch von Graefe und Sæmisch*, t. II, 1875).

(2) On sait comment les recherches de Boll (*Monatsbericht*, 1876 et 1877) sont venues récemment confirmer mes propres observations.

la généralité de la classe; si l'on se reporte aux divers types étudiés, on pourra aisément reconstituer les principales formes qu'il y présente. Chez les *Astacus*, les *Squilla*, les *Pagurus*, *Eupagurus* et *Paguristes*, on rencontre des bâtonnets dont la constitution est réellement supérieure, comme le montrent plusieurs détails. Les *Cypridina* offrent des dispositions analogues, mais semblent tendre pourtant vers une prochaine simplification histologique; celle-ci s'accentue surtout chez les *Typton*, et plus nettement encore dans les *Lysianassa*, dont le bâtonnet n'offre pas de stries transversales et dont les cellules de Semper ne sont plus représentées, dès une période peu avancée du développement, que par une tache sombre.

Les *Notopterophorus*, les *Caprella*, ne diffèrent guère des types étudiés en dernier lieu, mais on ne saurait en dire autant des *Epimeria*, chez lesquels la dégradation organique s'accentue dans des proportions considérables, et conduit à des formes extrêmement simples qui, chez les *Lichomolgus*, deviennent encore plus rudimentaires.

Cette rapide esquisse rappelle comment l'étude des Crustacés nous a progressivement conduit à des éléments bacillaires de plus en plus simples. Or, et sans vouloir entrer ici dans la discussion des théories auxquelles je fais allusion, on connaît le rôle considérable que plusieurs zoologistes contemporains accordent à la série actuelle et trop hétérogène des Vers, dont l'ensemble constituerait une sorte de « groupe de départ » lié par une étroite parenté aux autres embranchements. Cette opinion paraît tout particulièrement défendable, lorsqu'on examine l'organe visuel, qui peut revêtir, dans ces espèces, des formes bien distinctes, et dont certaines rappellent les yeux des Mollusques ou des Vertébrés, tandis que d'autres sont comparables aux points oculiformes des animaux inférieurs. Ces considérations m'ont naturellement porté à rechercher si dans ce groupe des Vers il ne se rencontrerait pas quelques types possédant des bâtonnets analogues à ceux des Crustacés.

On connaît les résultats qui sont venus justifier cette hypothèse. Chez les *Vermilia*, nous avons rencontré des yeux tout-à fait comparables à ceux des *Lichomolgus* et se réduisant à deux éléments tellement semblables aux bâtonnets des Crustacés, qu'on ne saurait leur refuser le même nom. Chez les *Protula*, les *Psygmobranchus*, etc., un seul de ces corps suffit à constituer l'organe, tandis que l'étude des *Dasychone* rappelle une forme plus élevée, celle des *Epimeria*, par exemple.

Souvent chez les Crustacés, ainsi que je l'ai mentionné à propos des *Lichomolgus*, etc., les bâtonnets peuvent naître d'une base pigmentifère commune. Or, qu'est-ce qu'une semblable disposition, sinon l'exacte représentation de ce qui nous est offert par différents Vers (*Protula intestinum*, *Vermilia clavigera*, etc.). Les analogies vont se multipliant de la sorte, à mesure qu'on avance dans cette étude, et démontrent ainsi, avec la dernière évidence, l'étroite relation qui existe entre les éléments optiques de ces divers animaux.

Tels sont les principaux résultats de mes recherches ; celles-ci ne sauraient être d'ailleurs regardées comme formant une histoire complète du bâtonnet optique, à l'étude duquel je me suis seulement efforcé d'apporter quelques faits nouveaux. J'espère pouvoir les compléter bientôt par une nouvelle série d'observations et d'expériences instituées en vue d'étudier le développement du bâtonnet, et de déterminer quels caractères et quelles relations il peut présenter dans les différentes formes oculaires.

EXPLICATION DES FIGURES.

Fig. 1-4. *Astacus fluviatilis*, Latr.

1. Bâtonnet entouré de sa gaîne pigmentaire : *a*, cône.
2. Bâtonnet privé de sa gaîne pigmentaire et du cône ; il se présente avec sa coloration propre et ses stries transversales.
3. Le même se décomposant en disques superposés.
4. Bâtonnet traité par l'acide hyperosmique.

Fig. 5. *Homarus vulgaris*, Edw.— Fragment du bâtonnet se séparant en disques.

Fig. 6-9. *Squilla Desmarestii*, Risso.

6. Segment de l'œil : *a*, zone extérieure ou anhiste de la cornée; *b*, zone interne ou lamellaire de la cornée ; *c*, cônes ; *d*, la masse des bâtonnets entourés de pigment.

7. Un bâtonnet : *a*, cône ; *b*, le bâtonnet proprement dit, avec sa coloration propre et ses stries ; *c*, gaîne pigmentaire du bâtonnet.

8 *a* et 8 *b*. Cône (formes très-fréquentes).

9. Cône (forme rare).

Fig. 10-13. *Galatea strigosa.*

10. Ensemble d'un bâtonnet : *a*, cellules de Semper; *b*, cône ; *c*, bâtonnet proprement dit coloré en brun par le pigment.

11. Bâtonnet plus grossi et débarrassé de sa gaîne pigmentaire pour montrer ses stries transversales ; mêmes lettres qu'à la figure 10.

12. Un cône avec les cellules de Semper et la portion adjacente du bâtonnet ; la ligne intersectionnelle n'est visible que dans sa portion inférieure, et pourrait ainsi faire admettre l'existence d'un filament central. Mêmes lettres qu'aux figures 10 et 11.

13. Portion supérieure d'un bâtonnet présentant les laciniations qui montent sur les bords du cône (ce dernier a été enlevé).

Fig. 14. *Eupagurus Prideauxii*, Leach. — Ensemble d'un bâtonnet : *a*, cellules de Semper ; *b*, cône ; *c*, bâtonnet.

Fig. 15-16. *Pagurus striatus*, Latr.

15. Quatre cônes (*a*) avec les bâtonnets (*b*) qui leur font suite et se séparent supérieurement en fibres ou laciniations.

16 *a*, 16 *b*. Cellules de Semper.

Fig. 17 *a*. *Paguristes maculatus*, Hell. — Bâtonnet entouré de pigment.

Fig. 17 *b*. *Paguristes maculatus.* — Détails du bâtonnet : *a*, cône ; *b*, bâtonnet proprement dit (il est strié transversalement) ; *c*, sa gaîne pigmentaire.

Fig. 17 *c*. *Id.* — Bâtonnets vus par leur face supérieure et montrant les noyaux de Semper.

Fig. 17 *d*. Un de ces bâtonnets plus amplifié.

Fig. 18-19. *Apus cancriformis*, Schäff.

18. Bâtonnet (*b*) renflé supérieurement et supportant un cône (*a*) dans lequel on aperçoit nettement la ligne d'intersection des pièces constituantes.

19. Un cône isolé et montrant ses quatre pièces constituantes.

Fig. 19 *b*. *Eurynome aspera*, Leach. — Bâtonnet et cône.

Fig. 20-22. *Cypridina messinensis*, Claus.

20. Un bâtonnet enveloppé de sa gaîne pigmentaire : *a*, cône ; *b*, bâtonnet proprement dit.

21. Différentes parties du bâtonnet : *a*, cône ; *b*, bâtonnet proprement dit ; *c*, sa gaîne pigmentaire.

22. Cône vu par sa face supérieure et montrant, en son milieu, une ligne intersectionnelle ; la gaîne pigmentaire l'entoure extérieurement.

Fig. 23. *Typton spongicola*, Costa. — Bâtonnet et cône.

Fig. 24. *Lysianassa spinicornis*, Costa. — *a*, cône dans lequel se voit une semblable disposition ; *b*, bâtonnet entouré de sa gaîne pigmentaire et montrant, en son milieu, une ligne qui ne saurait être regardée comme un filament rittérien, mais indique seulement le plan suivant lequel se sont réunies les pièces constituantes.

Fig. 24 *b*. Cône du bâtonnet précédent, isolé.

Fig. 25-26. *Isæa nicea*.

25. *a*, cône ; *b*, bâtonnet proprement dit, coloré en brun par un abondant pigment.

26. Un bâtonnet débarrassé du pigment : à première vue, on pourrait être tenté d'y reconnaître un filament central s'épanouissant en un large renflement, tandis que c'est simplement une des pièces originairement distinctes, puis réunies pour former le bâtonnet, qui, se présentant ici de face, produit cette apparence.

Fig. 27 *a*. *Notopterophorus elongatus*. — *a*, le cône ; le bâtonnet (*b*) entouré de sa gaîne pigmentaire (*c*), montre en son centre une ligne qui s'explique par la même considération et ne saurait être décrite comme un filament de Ritter.

Fig. 27 *b*. Cône du bâtonnet précédent, isolé.

Fig. 28-29. *Caprella acanthifera*, Leach.

28. Vue générale de l'œil : *c*, les cônes émergeant de l'épaisse masse pigmentaire qui enveloppe les bâtonnets.

29. Ensemble d'un bâtonnet : *a*, cône ; *b*, bâtonnet proprement dit ; *c*, gaîne pigmentaire.

Fig. 30-34. *Epimeria*, nov. sp., Catta.

30. Segment de l'œil montrant les cônes (*a*) plongés dans le pigment qui entoure les bâtonnets.

31, 32, 33. Divers types de bâtonnets : *a*, le cône ; *b*, le bâtonnet proprement dit.

34. Un cône isolé.

Fig. 35. *Lichomolgus elongatus*, Buch. — Les deux cônes (*a*) entourés par le pigment jaunâtre des bâtonnets.

Fig. 36-38. *Psygmobranchus protensus*, Phil.

36. Bâtonnet (forme ordinaire) : *a*, cône ; *b*, bâtonnet proprement dit, à pigment rouge orange.

37. Bâtonnet (forme rare) : mêmes lettres qu'à la figure 36.

38. Un cône isolé.

Fig. 39. *Protula intestinum*, Lamk. — Les deux cônes (*a*) y sont portés par deux bâtonnets (*b*) confondus par leurs gaînes pigmentaires dans la presque totalité de leur étendue.

Fig. 40-42. *Dasychone Bombyx*, Dal.

40. Les cônes réfringents (*a*) enveloppés dans la masse pigmentaire.

41. Les mêmes, en partie dégagés de la masse pigmentaire.

42. Un bâtonnet isolé : *a*, cône ; *b*, bâtonnet proprement dit.

Fig. 43-44. *Dasychone lucullana*, Della Chiaje.
43. L'œil avec ses cônes réfringents (*a*) plongés dans le pigment bacillaire.
44. Un bâtonnet isolé : *a*, cône ; *b*, bâtonnet vrai.

Fig. 45-48. *Vermilia clavigera*, Phil.
45, 46. Bâtonnets simples : *a*, cône ; *b*, bâtonnet vrai.
47, 48. Bâtonnets doubles : mêmes lettres qu'aux figures 45 et 46.

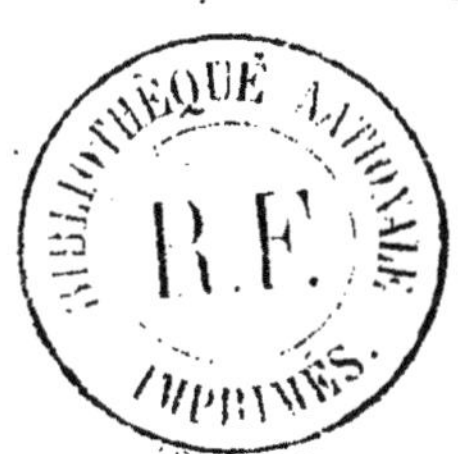

PARIS. — IMPRIMERIE E. MARTINET, RUE MIGNON, 2

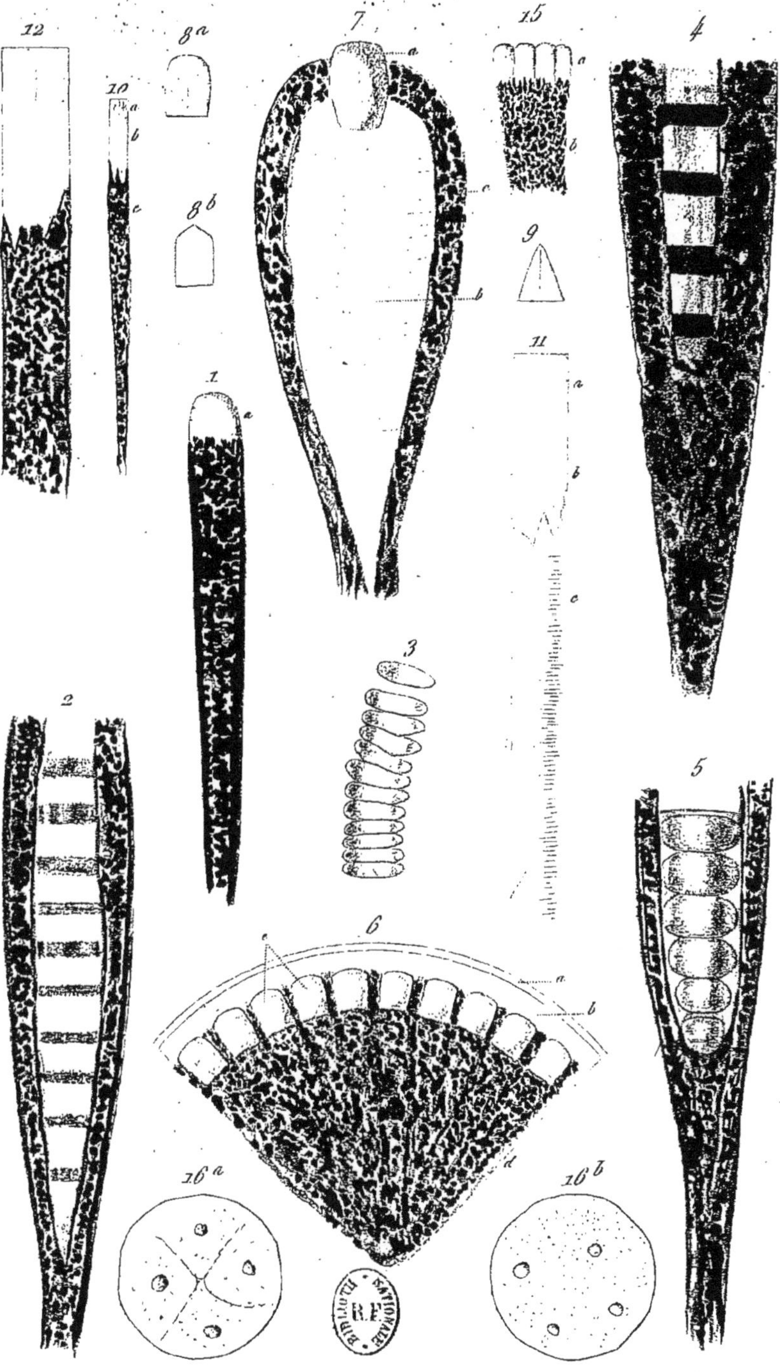

Structure des yeux des Annélides et des Crustacés.

Imp. A. Salmon, r. Vieille-Estrapade, 15, Paris.

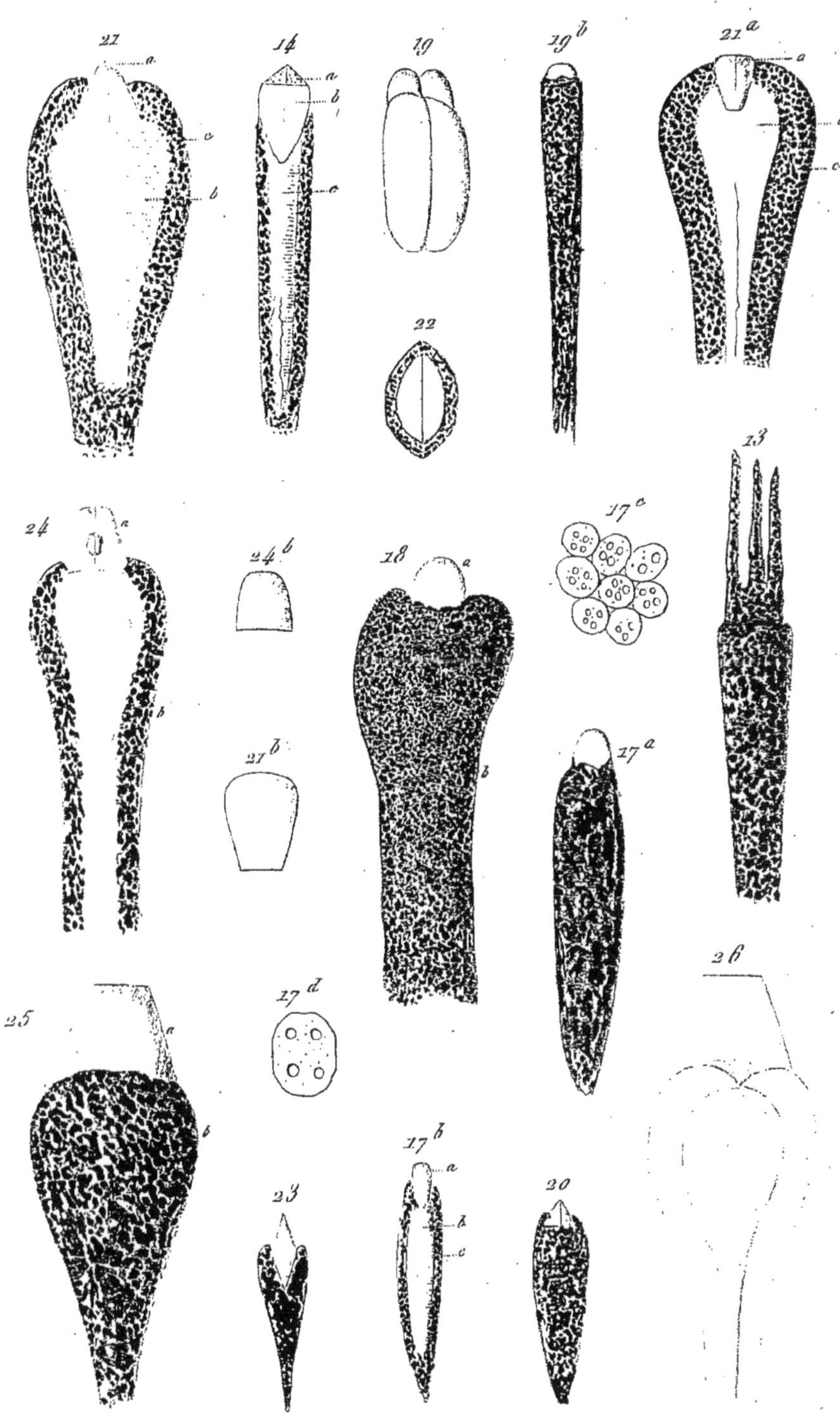

Structure des yeux des Annélides et des Crustacés.

Imp. A. Salmon, r. Vieille Estrapade, 15 Paris.

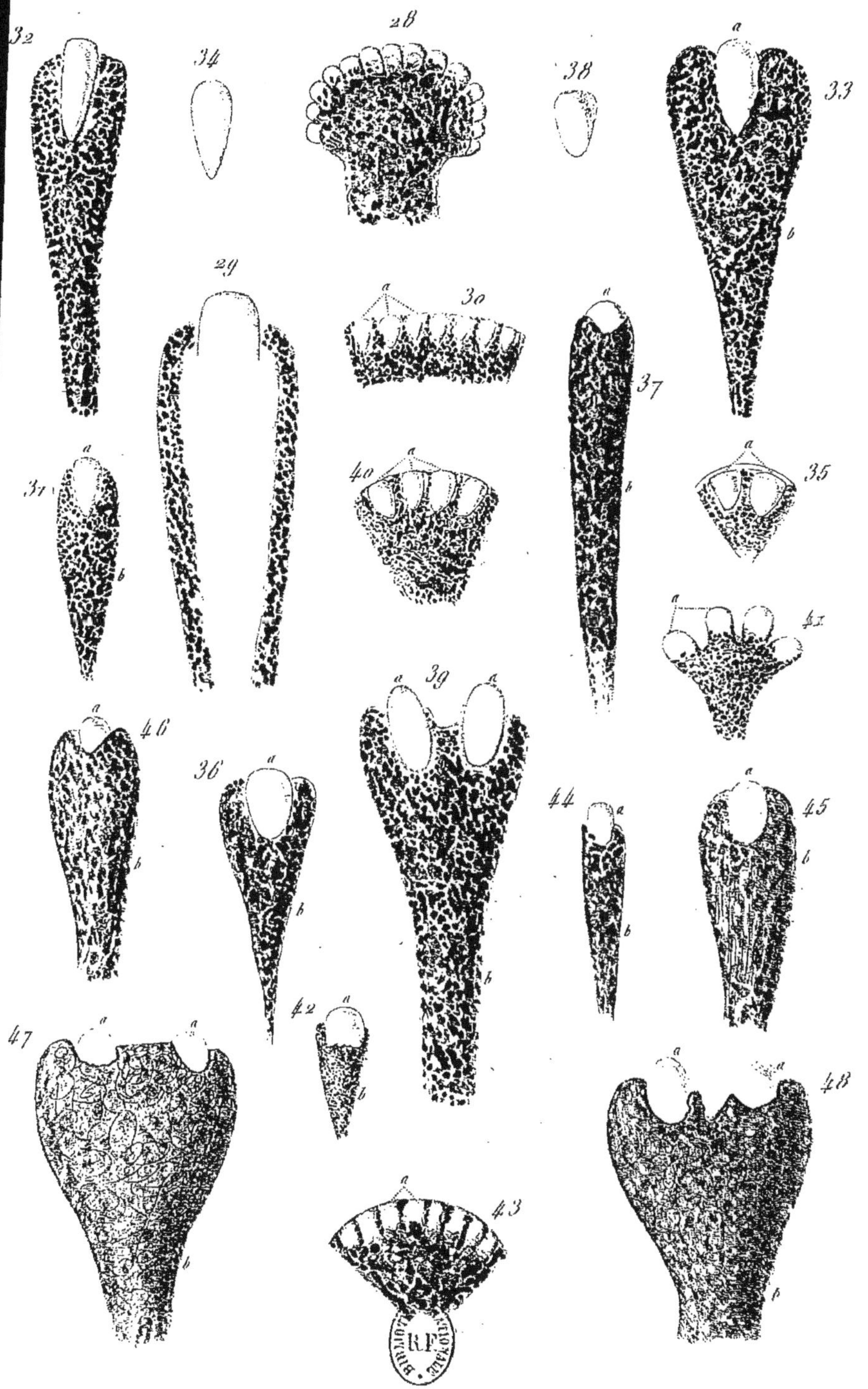

Structure des yeux des Annélides et des Crustacés.

Imp. A. Salmon, r. Vieille Estrapade, 15, Paris.

www.ingramcontent.com/pod-product-compliance
Ingram Content Group UK Ltd.
Pitfield, Milton Keynes, MK11 3LW, UK
UKHW021600260726
13993UKWH00002B/946

9 782329 162195